기억력 회복과 건망증 탈출

기억력 회복과 건망증 탈출 ❷

발행일	2023년 2월 3일		
지은이	박우동		
펴낸이	손형국		
펴낸곳	(주)북랩		
편집인	선일영	편집	정두철, 배진용, 김현아, 윤용민, 김가람, 김부경
디자인	이현수, 김민하, 김영주, 안유경	제작	박기성, 황동현, 구성우, 권태련
마케팅	김회란, 박진관		
출판등록	2004. 12. 1(제2012-000051호)		
주소	서울특별시 금천구 가산디지털 1로 168, 우림라이온스밸리 B동 B113~114호, C동 B101호		
홈페이지	www.book.co.kr		
전화번호	(02)2026-5777	팩스	(02)3159-9637

ISBN   979-11-6836-704-3 14510 (종이책)   979-11-6836-700-5 14510 (세트)
        979-11-6836-705-0 15510 (전자책)

(주)북랩 성공출판의 파트너

북랩 홈페이지와 패밀리 사이트에서 다양한 출판 솔루션을 만나 보세요!

홈페이지 book.co.kr   •   **블로그** blog.naver.com/essaybook   •   **출판문의** book@book.co.kr

작가 연락처 문의 ▸ ask.book.co.kr

작가 연락처는 개인정보이므로 북랩에서 알려드릴 수 없습니다.

2

건망증에서 탈출하고 기억력을 증진하는 30일간의 훈련

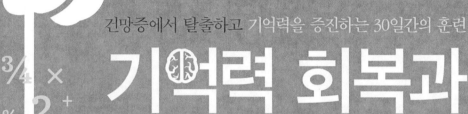

기억력 회복과 건망증 탈출

박우동 지음

노화 현상의 하나지만 방치하면 치매로 이어질 수도 있는 뇌질환 기억력 감퇴.

계속 훈련하면 정상인은 기억력이 20%까지 개선될 수 있고,
경인지 장애 환자들은 열에 아홉이 향상**된다**.

북랩

서문

　학습은 새로운 지식과 행동을 습득하는 과정이고 기억은 습득된 지식이 저장되고 인출되는 과정이다. 학습 없는 기억, 기억 없는 학습은 상상하기 힘들다. 두 과정의 역동적인 관계를 통하여 인지가 작동하는 것이다.

　인간의 기억은 마음의 바탕이다. 기억이 없다면 마음이 존재하기 어렵다. 인지의 핵심은 기억이다. 기억이 없으면 마음, 인지가 제대로 작동할 수 없다. 프로그램이 들어가 있는 메모리가 없다면 컴퓨터가 작동할 수 없듯이, 기억이 없으면 매일 보는 사람의 얼굴도 알아볼 수 없게 될 것이고 과거도, 현재도 없다. 우리 자신이 누구라는 사실도 모른 채로 살아가게 될 것이며, 기초적인 일상생활을 유지할 수도 없다.

　기억의 기능적 구조는 다음과 같이 나누어 볼 수 있다. 순간적으로 대상을 감각적으로 기억하는 감각 기억, 주어진 자극에 대해서 짧은 기간 동안 주의를 기울여 부호화하며 유지하는 단기 기억, 또는 그러한 작업을 수행한 작업 기억, 그리고 오랫동안 저장하고 있는 장기 기억 등으로 나누어 볼 수가 있다.

　이러한 기억 체계들은 창고 같은 실체가 아니라 일종의 기능적 단위이다.

　기억 과정은 부호화 과정, 저장 과정, 인출 과정으로 나누어진다.

　부호화는 외부에서 들어오는 자극의 내용을 정보화해서 기억에 넣는 과정이고, 뇌에서 정보를 처리할 수 있는 기호(상징) 형태로 바꿔 주는 것이 부호화이다.

　저장 과정은 정보를 계속 보류해서 유지하는 것이고 저장은 입력 자극에 대하여 부호화 처리된 정보를 표상으로 기억에 담아 두는 것을 지칭한다. 어떤 기억 저장고에 사진을 저장하듯이 저장한다기보다는 기억 관련 여러 신경 단위들 사이의 연결 강도 등의 전체적 패턴의 변화 형태로 저장된다고 볼 수 있다.

　인지 심리학에서는 기억의 저장을 부호화 처리의 함수로 보아서 저장 과정을 별도로 다루지 않고 부호화 과정, 인출 과정으로 논의한다. 인출 과정은 정보를 꺼내는 것(상기)이다.

1. 기억은 개선할 수 있다

　기억에 문제가 있거나 장애가 있는 것은 기억에 관련된 기관이 파손되거나 손상된 경우를 제외하고는 부호화 과정과 인출 과정의 오류나 부호화 과정이나 인출 과정이 제대로 작동하지 못해서 일어나는 경우가 대부분이다. 우리가 기구를 한동안 사용하지 않다가 다시 사용할 때는 사용 방법을 까먹을 수도 있고, 기억하더라도 서툴 수 있다. 그러나 다시 몇 번 사용하다 보면 원래대로 능숙해질 수 있다.

　부호화 과정 및 인출 과정도 계속해서 부호화하고 인출하면 그렇지 않은 경우보다는 더 원활하게 작동된다고 볼 수 있다. 그래서 연구 결과들은 사무직에 종사하는 사람은 그렇지 않은 사람보다 기억력이 더 높은 것(기억의 감퇴가 더 적은 것)으로 나타난다.

　본서는 계산 문제, 추리 문제, 암기 문제의 연습을 계속하도록 하여 부호화하고 인출하는 과정을 반복하게 해서 그 과정들이 제대로 원활하게 작동되게 한다. 원활하게 작동한다면 부호화하고 인출(상기)하는 데 지장이 없는 것으로 이는 곧 기억력이 개선되고 향상된 것이며, 건망증에서 탈출하는 것이다.

　연구 결과에 따르면 이러한 연습을 통해서 정상인의 경우에도 20%까지 기억력이 올라간 경우도 있다. 또한 경인지 장애가 의심되는 고령자를 대상으로 6개월간 연습을 실시한 결과, 90% 이상의 사람이 정상치로 복귀되거나 향상된 경우도 있다.

　경인지 장애가 의심되는 고령자의 경우는 방치할 경우 치매로 가는 경우가 흔한 만큼, 이러한 연습들은 의미하는 바가 크다고 할 수 있다. 물론 이러한 연습들로 치매 환자의 뇌 기능 개선에 성공한 예도 있다.

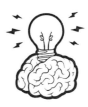

2. 어떤 사람들에게 이 책이 도움이 되며, 건망증 탈출과 어떤 관계가 있는가?

　기본적으로는 누구에게나 기억을 개선하고 향상시키는 데 도움이 되겠지만, 특히 다음과 같은 경우는 더 권하고자 한다.

　어느 날 갑자기 전에 알고 있던 사람의 이름이 잘 생각나지 않는 경우.
　물건을 잃어버리거나 물건 둔 곳을 몰라서 종종 헤매는 경우.
　하고 싶은 말이 입가에 맴돌면서 잘 떠오르지 않는 경우.
　전에는 잘 쓰던 한자가 제대로 쓰기 힘들어진 경우.
　기억력을 높이고, 치매를 미리 예방하기를 원하는 경우.
　건망증에서 탈출하기를 원하는 경우.

　건망증이란: 어떤 사건이나 사실을 기억하는 속도가 느려지거나 일시적으로 기억하지 못하는 기억 장애의 한 증상이다. 곧 부호화와 인출(상기) 과정이 원활하지 못함을 말한다. 대부분 인출(상기)실패가 원인이다.
　대부분 인출 실패가 원인이기 때문에 건망증에서는 단서(힌트)가 주어지거나 시간이 지난 후 다시 떠오른다. 이 점이 치매하고는 다른 점이다. 그래서 사람들은 치매와 건망증은 다르다는 점에 주목하기 쉽다. 그렇게 되면 건망증이 오더라도 방치하기 쉽다. 건망증이라고 해서 방치해서 안 되는 이유는 노화가 진행되면서 건망증의 정도가 심해지면 치매를 유발할 수 있는 원인으로 작용할 수도 있기 때문이다.
　또한 치매의 초기 증상과 건망증에서 나타나는 증상이 유사한 점이 많기 때문에 이를 구별하기도 힘들 뿐더러 굳이 건망증으로 치부하고 방치할 이유는 없다.
　건망증 치료는 기억력을 개선하고 향상시키는(부호화와 인출 과정을 원활히 하는) 것이다. 따라서 이 책을 꾸준히 이용해서 건망증에서 탈출하고, 생활 속에서 건망증이 다시 오지 않도록 뇌 건강을 도모하는 방법이 최선이다. 이 책이 건망증 탈출에 절대적으로 도움이 되고 최선의 예방책이 될 것이다.

3. 왜 포기하는가?

지금까지 과학자들은 사람이 성인기에 접어들면 새로운 뇌세포 생성이 멈춘다고 믿어 왔다. 그래서 대부분의 사람은 '이 나이에 기억 개선이 되겠는가?' 하고 포기할 수도 있다. 하지만 1998년에 사람의 해마에서 새로 생겨난 뇌세포가 발견되었다. 21세기인 지금에 와서는 나이가 증가해도 그 누구의 뇌라 하더라도 새로운 신경 세포가 생겨난다고 본다. 따라서 나이에 상관없이 몇 살이 되어도 새로운 것에 흥미를 느끼고 학습하고 즐길 수 있다. 기억을 개선하기 위해서는 무엇보다 희망을 품고 포기하지 않고 노력하는 것이 중요하다.

더욱이 "머리를 쓰면 쓸수록 좋아진다." 라는 말은 사실이다. 하나의 뉴런에는 수만 개의 시냅스가 딸려 있다. 사람이 새로운 것을 경험한다든지, 새로운 이야기를 듣는다든지, 문제를 푼다든지 하면 새로운 수상 돌기나 시냅스가 가지치기해서 다른 뉴런과 연결되어 새로운 회로를 만든다.

이렇게 해서 새로운 회로가 점점 만들어지면 과거의 기억과 새로운 기억이 연결되고 새로운 정보의 흐름이 완성된다. 이렇게 해서 뇌는 활발하게 움직이고 새로운 회로가 생기며 새로운 뉴런도 증가한다. 이것이 "머리를 쓰면 쓸수록 좋아진다." 라고 하는 현상의 구체적 이유이다. 역으로 머리를 쓰지 않으면 시냅스도 뉴런도 줄어든다. 어떤 부위의 뉴런이나 시냅스가 없어지면 거기서 전달되는 정보나 기억이 없어지는 현상이 일어난다. 다시 말해서 뇌의 신경 세포가 늘어나고 시냅스도 늘어나 정보 전달 회로가 늘어난다는 것은 머리가 좋아진다는 것이다.

포기할 이유가 전혀 없다(용어가 생소하다면 "치매 완전 정복"(북랩 출판사)의 1장 생물학적 기초를 참조하면 이해에 도움이 될 것입니다).

4. 바둑, 화투, 게임은 기억에 어떤 영향을 미치고, 기억개선 노력은 치매의 예방에 왜 중요한가?

바둑을 두고 화투 놀이를 하며 게임을 하는 것은 기억력 유지에 다소 도움이 된다고 할 수 있다. 하지만 돈내기를 하는 순간 코르티손(cortisone)이라는 스트레스 호르몬

수치가 높아져서 오히려 뇌 건강을 해치게 된다. 화투 놀이를 하고 바둑을 두는 것은 기억력유지에는 다소 도움이 되지만 자극의 강도가 미약하여 기억력을 향상시키기에는 매우 약하다. 더욱이 나이가 들어가면 신체적 노화의 속도는 빨라지고, 이와 더불어 진행되는 기억력 감퇴는 늘어나기 때문에 이를 완전히 차단하기에는 역부족이다. 특히 치매의 경우에는 신체적 노화와 같이 뇌 신경 세포의 감소가 일어난다. 기억력 감퇴를 완전히 차단하고 뇌 신경 세포의 감소를 방지하기 위해서는 보다 높은 강도의 적절한 자극과 조화로운 균형이 필요하다. 계산 문제, 추리 문제, 암기 문제로 구성되어 있는 이 책의 인지 활성화 프로그램은 이를 충족하고 있다. 기억력 회복과 건망증 탈출 한 권당 30일 분량으로 4권까지 합하면 120일 분량이다. 적어도 3일에 1일 분량을 하는 것이 기억력 감퇴나 치매를 예방하는 데 절대적 도움이 될 것이다. 기억력 향상이나 치매의 회복을 위해서는 2일에 1일 분량 이상 하는 것을 권한다.

치매의 경우는 이 점에 유의해야 한다.

치매는 기억에 이상을 느끼고서 빠르면 4-5년, 길면 거의 20년을 경과해서 발병한다. "매우 천천히 진행된다는 인식"이 무엇보다 중요하다. 중앙치매센터의 발표에 의하면 60세-64세의 치매 발병률은 2.7%이지만 85세 이상 치매 발병률은 33.7%이다. 치매가 발병하기 까지는 오랜 기간이 소요된다는 것을 뒷받침하고 있다.

이와 같이 치매는 매우 느리게 진행되기 때문에 평소에는 이를 인식하지 못하고 소홀히 하는 것이 일반적이다. 따라서 치매는 느리게 진행된다는 인식을 늘 가지고서 기억에 이상을 느낀다면, 대수롭지 않게 생각해서는 안 되고, 그때부터는 경각심을 갖고 **꾸준히** 관리를 해 나가야 한다.

그러므로 신경 세포의 감소를 방지하기 위해서 인지 활성화 프로그램을 지속적으로 해 나아가는 것이 절대적으로 필요하다. 인지 활성화 프로그램을 계속해 나간다는 것은 뇌의 신경 세포(뉴런)을 늘어나게 하는 것만이 아니고, 시냅스도 늘어나게 해 정보 전달용 회로를 늘어나게 하는 만큼 이는 치매의 발병을 예방(신경 세포의 감소를 막는 것)하는 것만이 아니고, 치매에서 **회복시키는** 데에도 매우 도움이 된다. 물론 기억력 향상에는 절대적 도움이 된다. 연구 결과들이 이를 뒷받침하고 있을 뿐더러 기억이나 치매 전문가들이 기억과 치매에 대해서 이야기할 때 대부분 수학 문제 풀이를 꾸준히 하도록 권하는 이유이기도 하다.

5. 균형 잡힌 식단과 충분한 수면은 뇌 건강에 중요한 요소다!

　뇌가 정상적으로 기능하기 위해서는 균형 잡힌 영양소의 공급과 충분한 수면, 적당한 운동이 필요하다.

　포화 지방과 트랜스 지방은 뇌에 좋지 않으니 트랜스 지방이 들어 있는 가공식품은 가급적 줄이는 것이 현명하다. 하지만 견과류, 등 푸른 생선, 식물성 기름 등에서 얻을 수 있는 불포화 지방은 기억력을 오래 유지하는 데에 도움이 된다. 술을 마시는 사람과 마시지 않는 사람을 비교해서 알코올이 치매에 미치는 영향을 조사한 최근 연구에서는 적당량의 술을 마신 사람이 술을 마시지 않은 사람보다 알츠하이머병에 걸릴 확률이 낮다는 연구 결과가 나왔다. 이유는 밝혀지지 않았지만, 알코올 섭취가 해마에서 분비되는 신경 전달 물질인 아세틸콜린(acetylcholine)을 자극한다고 볼 수 있다. 영양소, 수면, 운동, 인지 활성화는 치매와 밀접한 관련이 있다. 관련성에 대해서는 "치매완전정복"(북랩 출판사)에서 다루고 있다.

6. 이 책은 어떻게 구성되어 있나?

　이 책은 계산 문제, 추리 문제(숫자 퍼즐), 암기 문제로 구성되어 있다. 1권에서 2. 3권을 거쳐 4권까지 자극의 수준을 조절해서 적절한 자극과 조화로운 균형을 기하고 있다.

　기능 검사(speed check)가 연습 시작 전과 6회(일)의 연습 후에 배치되어 있다.

　연습을 시작하기 전에 한 번 시행하고 그다음에는 6회가 끝나기 전에 하지 말고 반드시 6회가 끝날 때마다 시행해야 한다.

　기능 검사 시에는 초까지 잴 수 있는 시계나 스톱워치를 준비해서 걸린 시간을 재서 기록하고 그 기록을 권말 기록란에 다시 기록해서 그래프로 그려 보면 1개월 동안 얼마만큼 변화가 생겼는지 스스로 파악할 수 있다.

　계산 문제, 추리 문제(숫자 퍼즐), 암기 문제를 푸는 동안에는 굳이 시간을 재지 않아도 무방하다. 결과가 기능 검사에 반영되기 때문이다.

　초기에는 뇌 기능 향상이 빠르게 일어나다가 중간에 침체기(잠재적 준비기)를 겪는 경우도 있다. 그러나 실망하지 말고 꾸준히 계속하다 보면 어느 날 갑자기 다시 비약하는 경우를 볼 수 있다.

7. 책의 사용 방법

1) 기능 검사(speed check)

기능 검사는 [숫자 읽기], [색채 읽기], [숫자 계산]으로 구성되어 있다.

[숫자 읽기]는 숫자를 숫자(4-사, 5-오, 7-칠, 3-삼, 8-팔)로 소리 내어 읽고 걸린 시간을 기록한다.

[색채 읽기]는 숫자로 읽지 말고 색채(5-빨강, 6-파랑, 7-노랑, 4-빨강, 7-빨강, 8-검정, 6-초록, 4-보라)로 읽고 걸린 시간을 기록한다.

[숫자 계산]은 이웃(옆)한 숫자와 숫자를 더해서 십 자릿수는 제외하고 한 자릿수만 (4+7이면 11이지만 1만 표기, 8+9는 17이지만 7만 표기) 숫자 사이사이에 기록하고 마지막까지 끝내고서 그 시간을 기록한다.

⑩ 3 8 9 5 3 7 8의 경우, 3과 8 사이에 1을, 8과 9 사이에 7을, 9와 5 사이에 4를, 5와 3 사이에 8을, 3과 7 사이에 0을, 7과 8 사이에 5를… 하는 식으로 이와 같이 기록해 간다.

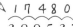

3 8 9 5 3 7 8 7 9 6 4 8 7 5 8 9 4 3 9 4 6 7 4 6 7 1 7 4 8 0 5 5 6 5 7 5 8 4
7 6 8 7 3 8 5 9 3 7 8 6 8 6 4 8 7 5 4 3 9 4 5 9 4 6 8 4 9 5 7 7 8 5 3 6 9 5
7 6 4 4 6 9 3 5 6 4

2) 계산 문제

계산 문제는 숫자와 기호(+, -, ×, ÷)로 이루어져 있고 나머지가 없는 만큼 정수나 기호로 기록하면 된다. 계산 문제의 정답은 권말에 제시되어 있다.

3) 추리 문제(숫자 퍼즐)

2권에서는 6개의 칸과 8개의 칸으로 구성되어 있다.

6개 칸의 경우는 1, 2, 3, 4, 5, 6의 숫자를 가로, 세로로 중복되지 않게 순서에 상관없이 공란에 기입한다.

8개 칸의 경우에는 1부터 8까지 여덟 개의 숫자 중에서 맞는 숫자를 기입한다. 가로든, 세로든 두 개의 공란부터 해결해 가면 끝까지 할 수 있다.

바로 다음 페이지에 해답이 제시되어 있다.

4) 암기 문제

제시된 단어(27개 단어)를 2권에서는 3분간 외운 다음 종이로 가리고 기록란에 생각나는 단어를 전부 5분 이내에 기록한다.

기억력 회복과
건망증 탈출

목차

기능 검사

☑ 숫자 읽기

아래 숫자를 숫자(예 4-사, 9-구, 3-삼, 6-육과 같이)로 끝까지 소리 내어 읽고 걸린 시간을 기록한다.　　　　　　　　　　　　　[　　분　　초]

```
5 7 8 6 3 8 3 5 6 8 3 7 6 3 8 8 5 5 7 6 8
3 8 5 9 3 7 9 4 8 7 3 5 8 6 7 9 4 7 8 6 5
3 7 8 6 3 8 4 7 6 9 7 3 5 6 8 3 5 9 3 5 4
7 5 8 9 4 8 6 6 8 3 7 5 3 8 4 5 8 6 5 7 9
5 6 9 4 6 9 4 5 3 4 7 8 3 7 8 7 5 8 3 3 5
4 3 6 7 3 8 5 6 6 5 8 7 9 5 9 4 7 8 9 5 3
7 4 4 9 6 8 3 5 7 8 4 3 7 5 4 9 3 8 4 9 4
5 7 4 8 5 9 6 5 7 3 6 9 5 9 4 7 8 7 5 3 8
4 9 5 3 7 4 3 6 7 5 8 4 3 9 6 5 6 5 9 8 3
3 8 6 7 9 4 9 7 5 6 7 9 5 6 6 3 8 3 5 6 8
3 7 6 3 8 8 5 5 7 6 8 3 8 5 9 3 7 9 4 8 7
3 5 8 3 8 7 9 5 4 7 3 5 8 7 4 6 3 9 8 5 3
6 5 9 3 5 7 9 5 7 3 6 4 7 6 8 4 5 8 5 5 8
3 6 4 5 9 3 3 6 5 4 6 7 6 9 3 5 8 7 6 8 3
```

☑ 색채 읽기

위 숫자를 숫자로 읽지 않고 색채(예 5-빨강, 6-파랑, 4-노랑, 7-빨강, 8-검정, 6-초록, 4-보라와 같이)로 소리 내어 읽는다.　　　　　[　　분　　초]

☑ 숫자 계산

숫자를 더해서 십 자리는 제하고 한 자릿수만 적는다. 예를 들어 9와 6을 더하면 15이지만 10은 제하고 5만, 6과 8을 더하면 14이지만 4만, 8과 3은 1을, 3과 7은 0을 숫자와 숫자 사이에 적는다(7. **책의 사용 방법 설명 참조**). 끝까지 한 다음 걸린 시간을 기록한다.　　　　　　　　　　　　　　　　[　　**분**　　**초**]

```
4 3 6 9 6 8 3 4 5 8 7 6 4 7 5 4 8 7 3 6 8 4 7
6 3 6 9 5 9 9 3 5 8 6 7 4 6 9 5 9 8 6 7 5 4 3
5 4 4 7 6 9 7 8 5 7 3 9 3 7 6 3 9 5 7 9 3 6 5
7 6 4 8 7 5 4 6 7 8 5 8 3 6 5 3 8 4 7 8 9 4 6
7 3 7 3 6 9 5 8 7 3 6 5 7 9 3 6 7 6 8 9 5 9 7
4 6 3 7 9 3 8 6 3 6 9 7 6 5 7 8 4 5 8 3 6 7 5
6 9 3 6 5 9 7 6 5 3 6 9 5 4 5 5 8 4 3 8 4 8 7
3 6 9 5 7 9 3 9 4 6 8 7 8 9 4 6 8 3 7 9 4 7 8
4 7 3 5 9 3 6 8 4 8 7 5 8 9 4 8 6 3 3 7 6 4 9
8 9 4 6 8 7 3 9 7 6 5 8 9 4 6 8 3 4 7 8 3 3 9
8 7 5 3 6 5 7 8 7 3 6 9 7 3 6 5 7 8 4 3 8 6 7
9 3 5 7 6 6 3 8 7 5 5 9 4 6 8 4 9 8 5 7 7 8 5
6 4 4 9 6 7 4 8 4 6 9 3 5 6 4 5 8 4 5 4 7 9 8
4 9 6 3 7 3 9 6 8 5 4 7 9 3 3 4 5 8 5 8 5 4 7
8 3 6 5 4 6 7 6 9 3 5 8 7 6 8 3 4 8 6 9 4 6 7
8 3 6 9 7 6 3 9 6 8 9 9 5 3 4 7 6 9 7 9 5 7 8
4 7 6 3 9 8 4 9 7 6 3 8 5 4 6 7 9 5 8 4 7 8 5
3 9 5 7 5 8 6 4 7 9 4 6 5 7 8 6 3 8 3 5 6 8 3
```

계산 문제   적합한 숫자나 기호(+, -, ×, ÷)를 (   ) 안에 넣으시오.

8÷4+7=( )	17+9-6=( )	18+9-18=( )
8+7+8=( )	8+9-12=( )	26-4-15=( )
8+7+6=( )	9( )8-14=3	17+8-15=( )
7+6+4=( )	6+17-4=( )	3×8+14=( )
8( )4+9=11	6×4+15=( )	7+19-16=( )
7+8+5=( )	18÷2-2=( )	13×2-14=( )
3( )6-8=10	18÷6+8=( )	19-12+8=( )
9÷3+8=( )	3×6+15=( )	22-12+7=( )
8÷2+6=( )	14( )2+6=13	6+15-14=( )
4×4-7=( )	19-8+7=( )	12÷3×6=( )
9-5-2=( )	9+13-7=( )	13( )7-12=8
6÷3+9=( )	8+4+19=( )	5( )19-17=7
7+9+8=( )	9+17-6=( )	16-13+6=( )
9( )8-5=12	3( )8-12=12	6+18-19=( )
3×2×4=( )	9+18-8=( )	3( )2+12=18
8÷2×3=( )	9+27+8=( )	16+9-18=( )
6+7+3=( )	18-6+6=( )	17+16-8=( )
8÷2+9=( )	12+5+7=( )	18( )3+15=21
8÷2-2=( )	13+2( )7=8	13×2-14=( )
8+9( )2=15	12÷6+7=( )	18-7+12=( )

9 - (   ) = 8 - 4

8 - (   ) = 4 + 2

5 + (   ) = 9 - 2

4 + (   ) = 8 - 1

(   ) + 4 = 7 + 2

9 (   ) 4 = 3 + 2

(   ) - 2 = 4 + 6

7 (   ) 2 = 3 + 6

8 + 7 = (   ) × 5

5 + 7 = (   ) - 2

9 + (   ) = 3 × 7

9 - 7 = 6 (   ) 4

3 × 6 = 9 + (   )

6 + 7 = 8 (   ) 5

9 + (   ) = 3 × 8

2 + 4 = 9 (   ) 3

9 (   ) 3 = 6 - 3

8 ÷ 2 = 9 (   ) 5

3 × 6 = 9 (   ) 9

(   ) ÷ 6 = 2 × 4

15 - 8 = (   ) + 4

19 - 7 = (   ) + 6

9 + 17 = (   ) - 6

12 - 6 = (   ) + 3

9 + (   ) = 12 + 3

16 (   ) 7 = 6 + 3

6 + (   ) = 14 + 9

19 (   ) 8 = 4 + 7

(   ) + 6 = 9 + 12

(   ) - 9 = 18 - 7

5 (   ) 12 = 8 + 9

(   ) - 8 = 15 - 9

23 - 8 = (   ) + 9

5 × 7 = (   ) + 26

21 - 9 = (   ) - 12

24 - 8 = 7 + (   )

19 - 8 = 5 (   ) 6

24 ÷ (   ) = 4 + 2

24 ÷ (   ) = 2 × 4

5 (   ) 5 = 18 + 7

8 (   ) 3 = 18 - 7

(   ) - 14 = 5 + 3

8 (   ) 4 = 18 - 6

(   ) + 12 = 6 + 15

8 + 9 = 26 (   ) 9

12 + 9 = 8 + (   )

24 - 10 = 9 + (   )

4 + 12 = 9 (   ) 7

6 + (   ) = 19 - 8

6 + (   ) = 12 + 4

17 - 3 = 4 + (   )

6 (   ) 3 = 26 - 8

(   ) + 12 = 6 + 16

(   ) - 13 = 21 - 9

(   ) + 4 = 9 + 8

4 (   ) 7 = 20 + 8

24 ÷ 3 = 5 + (   )

5 (   ) 6 = 22 + 8

3 × 8 = 22 (   ) 2

14 ÷ 7 = 6 (   ) 4

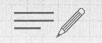

 6개 칸은 1부터 6까지, 8개 칸은 1부터 8까지 가로, 세로 중복되지 않게 순서에 상관없이 공란에 기입한다.

퍼즐 1 (6×6)

	3			6	4
4		2	5		
	2			1	5
2	4				
			6		
3		1		2	6

퍼즐 2 (6×6)

	1	4			5
6		1	3		2
	6			1	
5				4	
		2			3
4			1	3	

퍼즐 3 (6×6)

	1	3			4
2			3	5	
4	6		5		3
		5		4	
		1			2
6				3	

퍼즐 4 (8×8)

3		5		2	6		
5	3		1		8	6	
8		2	4			1	5
	8	4		1	5		7
4	2			3	7	5	
7		1	3		2	8	
	7	3		8			6
6			5		7		

퍼즐 5 (8×8)

3				1		2	7
7	4		2	5			3
	2				7	4	
	7			8	4	1	6
8		1	3		2		4
	1	5		2		3	
1		2		7	3	8	
6	3		1		8	5	

왼쪽 위 (6×6)

2		1		3	6
5	1		2		
			4	2	
	6				2
6			3		
	5			4	1

왼쪽 가운데 (6×6)

	1	3		2	
			3		4
5	2				
	4		2		
3		2		1	5
6			1	4	

왼쪽 아래 (6×6)

6	2		1		
	5				
1		5		6	4
			6		2
	4	6		1	
4		2		3	

오른쪽 위 (9×9)

	4	8		5		6		
4		5		2			3	8
2	7		5		4			6
	2	6		3		4		
1				7				5
6		7	1		8	5		
	5	1		6	2			4
3			1			2	7	

오른쪽 아래 (9×9)

7		8			1			6
1	7		4			3	5	
	1	4		8				2
5		6	8	2			1	
2	8		5			4		1
6		7		3			2	5
	5				6			3
	6	1		5		2	4	

해답은 다음 페이지에 있습니다.

해답

◀ 18페이지 해답

1	3	5	2	6	4
4	6	2	5	3	1
6	2	4	1	5	3
2	4	6	3	1	5
5	1	3	6	4	2
3	5	1	4	2	6
3	1	4	6	2	5
6	4	1	3	5	2
2	6	3	5	1	4
5	3	6	2	4	1
1	5	2	4	6	3
4	2	5	1	3	6
5	1	3	6	2	4
2	4	6	3	5	1
4	6	2	5	1	3
1	3	5	2	4	6
3	5	1	4	6	2
6	2	4	1	3	5

3	1	5	7	2	6	4	8
5	3	7	1	4	8	6	2
8	6	2	4	7	3	1	5
2	8	4	6	1	5	3	7
4	2	6	8	3	7	5	1
7	5	1	3	6	2	8	4
1	7	3	5	8	4	2	6
6	4	8	2	5	1	7	3
3	8	4	6	1	5	2	7
7	4	8	2	5	1	6	3
5	2	6	8	3	7	4	1
2	7	3	5	8	4	1	6
8	5	1	3	6	2	7	4
4	1	5	7	2	6	3	8
1	6	2	4	7	3	8	5
6	3	7	1	4	8	5	2

19페이지 해답 ▶

2	4	1	5	3	6
5	1	4	2	6	3
1	3	6	4	2	5
4	6	3	1	5	2
6	2	5	3	1	4
3	5	2	6	4	1
4	1	3	5	2	6
2	5	1	3	6	4
5	2	4	6	3	1
1	4	6	2	5	3
3	6	2	4	1	5
6	3	5	1	4	2
6	2	4	1	5	3
3	5	1	4	2	6
1	3	5	2	6	4
5	1	3	6	4	2
2	4	6	3	1	5
4	6	2	5	3	1

7	4	8	2	5	1	6	3
4	1	5	7	2	6	3	8
2	7	3	5	8	4	1	6
5	2	6	8	3	7	4	1
1	6	2	4	7	3	8	5
6	3	7	1	4	8	5	2
8	5	1	3	6	2	7	4
3	8	4	6	1	5	2	7
7	5	8	2	4	1	3	6
1	7	2	4	6	3	5	8
3	1	4	6	8	5	7	2
5	3	6	8	2	7	1	4
2	8	3	5	7	4	6	1
6	4	7	1	3	8	2	5
4	2	5	7	1	6	8	3
8	6	1	3	5	2	4	7

암기 문제 제시된 단어를 3분간 외운 다음 종이로 가리고 밑의 기록란에 순서와 관계없이 생각나는 대로 5분 이내에 적기 바랍니다.

> 인삼 자라 횃불 참치 표범 괭이 누각 들깨 딱새 앞치마
> 감사원 초년병 인수봉 폴란드 참회록 서낭당 거창군
> 바구니 따오기 누룽지 다슬기 충무공 회계사 콧구멍
> 옥녀봉 딱정벌레 건강식품

기록란

적합한 숫자나 기호(+, -, ×, ÷)를 ( ) 안에 넣으시오.

4×2+7=( )

9÷3+8=( )

3×4-7=( )

7+7-8=( )

6÷2+8=( )

9( )4-4=9

7+9-7=( )

9-6+3=( )

4( )2+7=9

7×3-8=( )

8÷2+7=( )

7( )3-8=13

4×4+5=( )

8+6( )7=7

4×6+9=( )

8+9-8=( )

3×4+6=( )

7( )8-6=9

9+4-2=( )

8÷2×7=( )

7( )4-15=13

9+8-12=( )

9-5+14=( )

7+4+12=( )

17-9+5=( )

4+17+8=( )

9+15+3=( )

24-8+7=( )

6+6+14=( )

16-8+5=( )

7+13+7=( )

12( )6+8=14

16-3-8=( )

16-8+8=( )

18( )3+6=12

5+19-9=( )

9+17-7=( )

5+5+13=( )

18-6+8=( )

9+8( )12=5

15-12+8=( )

8+17( )18=7

14( )2+9=16

14-11+7=( )

7( )3-12=9

11-6+12=( )

16+8-15=( )

13+7-16=( )

17+13-7=( )

13+8+14=( )

14+18-9=( )

12+7( )14=33

7+13+14=( )

21( )3+13=20

18+7-17=( )

17+9-14=( )

18-15+6=( )

13-11+8=( )

13×3-18=( )

19+9-18=( )

(   ) - 7 = 6 + 4

8 (   ) 2 = 4 + 2

4 (   ) 3 = 9 - 2

3 (   ) 5 = 8 + 7

(   ) + 9 = 3 × 8

(   ) - 8 = 3 + 2

(   ) - 7 = 8 + 5

(   ) + 6 = 8 + 9

7 + 7 = 2 (   ) 7

9 + 7 = 2 (   ) 8

4 × 4 = (   ) + 6

3 × 7 = (   ) - 3

3 × 6 = 9 (   ) 9

9 + 7 = 4 (   ) 4

(   ) + 12 = 3 × 8

6 × 3 = 8 + (   )

4 (   ) 3 = 7 + 5

9 ÷ 3 = 8 (   ) 5

5 × 6 = (   ) + 9

4 (   ) 4 = 2 × 4

17 + 7 = 8 (   ) 3

18 - 7 = (   ) + 5

8 + 17 = 5 (   ) 5

12 (   ) 5 = 4 + 3

7 (   ) 9 = 12 + 4

3 (   ) 9 = 19 + 8

6 × (   ) = 28 - 4

19 - (   ) = 6 + 7

(   ) + 11 = 7 × 4

12 × 2 = 8 + (   )

(   ) + 12 = 4 × 7

(   ) - 9 = 15 - 5

18 - 6 = (   ) + 8

6 × 6 = (   ) + 26

31 - 14 = (   ) - 12

24 - 7 = 9 (   ) 8

19 - 8 = 5 + (   )

32 (   ) 4 = 6 + 2

16 ÷ (   ) = 2 × 4

(   ) + 14 = 12 × 3

(   ) + 13 = 28 - 7

16 (   ) 4 = 5 + 7

3 (   ) 4 = 18 - 6

7 (   ) 15 = 8 + 14

9 + 14 = 5 + (   )

12 + 9 = 8 + (   )

24 ÷ 4 = 3 (   ) 2

15 + 12 = 9 + (   )

6 + (   ) = 29 - 12

2 (   ) 14 = 12 + 16

19 - 3 = 4 + (   )

16 + (   ) = 29 - 5

(   ) + 9 = 6 + 16

(   ) - 8 = 21 - 9

(   ) + 7 = 19 + 9

(   ) × 7 = 28 - 7

5 + 6 = (   ) ÷ 5

5 × 6 = 16 + (   )

4 × 3 = (   ) - 12

21 ÷ 7 = 7 (   ) 4

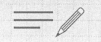 6개 칸은 1부터 6까지, 8개 칸은 1부터 8까지 가로, 세로 중복되지 않게 순서에 상관없이 공란에 기입한다.

① (6×6)

3	1		2		
		2		1	3
	6				
5			4		2
	5			2	
4		6	3		1

② (6×6)

		3	6		2
2		6		1	5
	6		5		
1					
	5		4	2	
6		4		5	

③ (6×6)

	4		3		1
5				2	
1		5	2		6
	6	2		1	
	2		1		
3				6	

④ (8×8)

4		5		2	6	3	
6	3					5	2
	8	4		1	5		7
1			4	7		8	
	4			2		6	3
5		6		3	7		1
	5	1			2	7	
	7		5	8		1	6

⑤ (8×8)

		3	5		4	1	6
8	6		3			7	
	7	2		6	3		5
		7	1			5	
4	2			1	6		8
7		8	2		1		
5	3		8	2		4	1
		4		8	5		7

Grid 1 (top-left)

	1			2	5
2		1	4		
	2			1	3
	4	6			
			5		
6		5		4	1

Grid 2 (middle-left)

		4	1		5
3		1		6	2
	3		2		
5					
	4		3	5	
4		2		1	

Grid 3 (bottom-left)

1			2	4	
	6	2			3
6			1		
	4		3		1
5		3		2	
			4		2

Grid 4 (top-right)

5		4	1			8	2	
3		2		1				4
	1		3		2			8
1		8		7	4			
		1		8			7	3
6	8		2			1	3	
	6	3		2	7			5
8		7	4				5	1

Grid 5 (bottom-right)

3		4		1	5			7
		3			2	7		
	6	2		7			8	5
4	1		7		6			8
6		7		4	8	5		
	7		5		4			6
7		8		5			6	3
5			8			7	4	

해답은 다음 페이지에 있습니다.

해답

◀ 24페이지 해답

24페이지 해답 (좌측)

3	1	5	2	4	6
6	4	2	5	1	3
2	6	4	1	3	5
5	3	1	4	6	2
1	5	3	6	2	4
4	2	6	3	5	1

5	1	3	6	4	2
2	4	6	3	1	5
4	6	2	5	3	1
1	3	5	2	6	4
3	5	1	4	2	6
6	2	4	1	5	3

2	4	6	3	5	1
5	1	3	6	2	4
1	3	5	2	4	6
4	6	2	5	1	3
6	2	4	1	3	5
3	5	1	4	6	2

24페이지 해답 (우측)

4	1	5	7	2	6	3	8
6	3	7	1	4	8	5	2
3	8	4	6	1	5	2	7
1	6	2	4	7	3	8	5
7	4	8	2	5	1	6	3
5	2	6	8	3	7	4	1
8	5	1	3	6	2	7	4
2	7	3	5	8	4	1	6

2	8	3	5	7	4	1	6
8	6	1	3	5	2	7	4
1	7	2	4	6	3	8	5
6	4	7	1	3	8	5	2
4	2	5	7	1	6	3	8
7	5	8	2	4	1	6	3
5	3	6	8	2	7	4	1
3	1	4	6	8	5	2	7

25페이지 해답 ▶

25페이지 해답 (좌측)

4	1	3	6	2	5
2	5	1	4	6	3
5	2	4	1	3	2
1	4	6	3	5	2
3	6	2	5	1	4
6	3	5	2	4	1

6	2	4	1	3	5
3	5	1	4	6	2
1	3	5	2	4	6
5	1	3	6	2	4
2	4	6	3	5	1
4	6	2	5	1	3

1	3	5	2	4	6
4	6	2	5	1	3
6	2	4	1	3	5
2	4	6	3	5	1
5	1	3	6	2	4
3	5	1	4	6	2

25페이지 해답 (우측)

5	7	4	1	3	8	2	6
3	5	2	7	1	6	8	4
7	1	6	3	5	2	4	8
1	3	8	5	7	4	6	2
2	4	1	6	8	5	7	3
6	8	5	2	4	1	3	7
4	6	3	8	2	7	1	5
8	2	7	4	6	3	5	1

3	8	4	6	1	5	2	7
8	5	1	3	6	2	7	4
1	6	2	4	7	3	8	5
4	1	5	7	2	6	3	8
6	3	7	1	4	8	5	2
2	7	3	5	8	4	1	6
7	4	8	2	5	1	6	3
5	2	6	8	3	7	4	1

제시된 단어를 3분간 외운 다음 종이로 가리고 밑의 기록란에 순서와
관계없이 생각나는 대로 5분 이내에 적기 바랍니다.

황옥 탄환 국어 달걀 마녀 빨래 북어 석순 불상 영일만
천수경 갯가재 북한강 국자감 마누라 선덕왕 발자국
신안군 탈곡기 단행본 개관식 편두통 화랑도 강화도
파이프 파인애플 국제기구

기록란

적합한 숫자나 기호(+, -, ×, ÷)를 ( ) 안에 넣으시오.

4×2+7=( ) 9+18( )7=20 13+7+13=( )

8÷2×4=( ) 9+5+13=( ) 16+7( )14=9

8( )2+15=19 13+9-8=( ) 13( )2-14=12

3( )8-7=17 8×3-17=( ) 15( )8-17=6

9+7+6=( ) 6( )5+17=28 14÷2+7=( )

5+9-4=( ) 7+6+14=( ) 13-7+8=( )

7+6-5=( ) 17-6+3=( ) 12×3-14=( )

4( )8-15=17 16( )4+6=10 18-6+8=( )

6( )4+5=15 2( )15-8=22 17+4-15=( )

9-6+4=( ) 8÷2+13=( ) 16+5-13=( )

5+4+6=( ) 15( )7+8=16 3×13-16=( )

4×4+8=( ) 9( )4-19=17 16-8+4=( )

9÷3+6=( ) 3( )4+14=26 8+15( )14=9

9+8-7=( ) 2×3( )16=22 16( )4+11=15

6( )8+9=23 8+14-7=( ) 14( )2+12=40

3+9( )7=5 3×6-12=( ) 14-8+13=( )

9+4-6=( ) 4×5+12=( ) 21-15+9=( )

7+6+5=( ) 3+5+14=( ) 16+2-12=( )

9+8+6=( ) 17-4-6=( ) 14÷2( )6=13

3×7-8=( ) 8+9-13=( ) 26-15( )5=6

9( )5=6-2   25-8=( )+8   ( )+9=29-6

9-( )=4+2   29-7=( )+6   ( )-3=15+7

2( )4=9-3   8( )7=3×5   ( )+6=18-6

9+( )=7×4   12×2=( )+9   ( )+9=6+15

( )+7=6×6   9( )9=12+6   9+9=3( )6

( )-7=7+8   17( )8=5×5   24+3=9+( )

8( )2=9-3   15+( )=3×9   29-2=9( )3

( )+2=9+9   19-( )=6+5   8+12=9+( )

9+8=( )+7   6×6=19+( )   7( )5=39-4

5+3=4( )2   4( )7=19+9   8×4=12+( )

7×3=( )+8   ( )+19=13×3   19-3=4+( )

2+6=( )-3   ( )-7=25-9   8( )3=29-5

4×6=9+( )   34-9=( )+9   ( )+4=6×11

8+7=3( )5   4×7=( )+16   ( )-12=31-4

4( )6=3×8   4( )9=27+9   ( )+6=19+8

4×6=2×( )   24-4=5+( )   4( )7=21+7

( )÷6=7-4   16-8=4+( )   ( )÷4=4+2

9×3=3+( )   3( )6=14+4   6×3=7+( )

4×4=( )+9   ( )÷4=13-7   6×4=( )+12

( )÷5=2×4   ( )+13=4×9   5×5=14+( )

6개 칸은 1부터 6까지, 8개 칸은 1부터 8까지 가로, 세로 중복되지 않게 순서에 상관없이 공란에 기입한다.

(1)

5					3
2		1			6
	6	3		5	
1				2	
	5		6		1
6	2			1	

(2)

	4	6			5
5					
	3				4
	6	2		3	
6		4	1		3
3			4	2	

(3)

4		5			6
			4	6	
3	1		6		5
5		6		4	
		3			
6				5	2

(4)

6	4	7			5	2	
	8		5	7	1		4
4		5	7			8	6
	6	1		5	7		
5	3		8	2		1	7
	8			6			
3			6	8		7	5
1		2	4				3

(5)

2	8		6			5	3
4		6	8			5	1
	7	3		8	4		6
3			7		6		
7		1				8	4
	3		1	4		6	2
8		2	4		3		
6	4			5		7	3

퍼즐 1 (좌상단)

6		5			4
	5		6		1
1				2	
5		4			3
	4			3	
4		3		5	

퍼즐 2 (좌중단)

		6		2	
4				5	2
	2		3		4
2				3	
5	1		2		
		2		4	1

퍼즐 3 (좌하단)

		5	2		4
	4		5	3	
2		4			
5	3		4		6
				4	
		6		1	5

퍼즐 4 (우상단)

	2	6		3		8		
2		3	4		6			1
	4		1			2	6	
4		5		2		7		
8	5		2	6		7		
		7	8			2	1	
1	6	2			7	5		8
3	8			5	1		6	

퍼즐 5 (우하단)

8	6			5			4	7
	1	4		8			7	
1		2	4		3			8
4	2		7				8	3
			3			2		
7	5		2				3	6
	3	6		2	7			4
2		3	5		4	6		

해답은 다음 페이지에 있습니다.

◀ 30페이지 해답

5	1	4	2	6	3
2	4	1	5	3	6
4	6	3	1	5	2
1	3	6	4	2	5
3	5	2	6	4	1
6	2	5	3	1	4
2	4	6	3	1	5
5	1	3	6	4	2
1	3	5	2	6	4
4	6	2	5	3	1
6	2	4	1	5	3
3	5	1	4	2	6
4	2	5	1	3	6
1	5	2	4	6	3
3	1	4	6	2	5
5	3	6	2	4	1
2	6	3	5	1	4
6	4	1	3	5	2

6	4	7	1	3	5	2	8
2	8	3	5	7	1	6	4
4	2	5	7	1	3	8	6
8	6	1	3	5	7	4	2
5	3	6	8	2	4	1	7
7	5	8	2	4	6	3	1
3	1	4	6	8	2	7	5
1	7	2	4	6	8	5	3
2	8	4	6	1	5	3	7
4	2	6	8	3	7	5	1
1	7	3	5	8	4	2	6
3	1	5	7	2	6	4	8
7	5	1	3	6	2	8	4
5	3	7	1	4	8	6	2
8	6	2	4	7	3	1	5
6	4	7	8	2	5	1	7	3

31페이지 해답 ▶

6	2	5	3	1	4
3	5	2	6	4	1
1	3	6	4	2	5
5	1	4	2	6	3
2	4	1	5	3	6
4	6	3	1	5	2
1	3	6	4	2	5
4	6	3	1	5	2
6	2	5	3	1	4
2	4	1	5	3	6
5	1	4	2	6	3
3	5	2	6	4	1
3	1	5	2	6	4
6	4	2	5	3	1
2	6	4	1	5	3
5	3	1	4	2	6
1	5	3	6	4	2
4	2	6	3	1	5

5	2	6	7	3	1	8	4
2	7	3	4	8	6	5	1
7	4	8	1	5	3	2	6
4	1	5	6	2	8	7	3
8	5	1	2	6	4	3	7
6	3	7	8	4	2	1	5
1	6	2	3	7	5	4	8
3	8	4	5	1	7	6	2
8	6	1	3	5	2	4	7
3	1	4	6	8	5	7	2
1	7	2	4	6	3	5	8
4	2	5	7	1	6	8	3
6	4	7	1	3	8	2	5
7	5	3	2	4	1	3	6
5	3	6	8	2	7	1	4
2	8	3	5	7	4	6	1

암기 문제 제시된 단어를 3분간 외운 다음 종이로 가리고 밑의 기록란에 순서와 관계없이 생각나는 대로 5분 이내에 적기 바랍니다.

영지 처제 일본 처칠 탁본 포도 거름 노예 로마 영천시
쌀보리 영치금 단성사 거금도 박물관 석고상 외국어
부석사 구월산 흑고니 반도체 자운영 파주시 구렁이
휴전선 탁상시계 레지던트

기록란

적합한 숫자나 기호(+, -, ×, ÷)를 (   ) 안에 넣으시오.

5 + 3 - 4 = (   )

9 ÷ 3 + 6 = (   )

7 + 4 (   ) 6 = 5

7 + (   ) - 5 = 10

9 - 5 + 6 = (   )

4 ÷ 2 + 7 = (   )

7 × (   ) - 6 = 15

8 (   ) 6 + 7 = 9

18 + 9 + 15 = (   )

4 × 6 (   ) 7 = 17

8 ÷ 2 (   ) 4 = 8

8 + (   ) + 7 = 21

6 + (   ) - 5 = 11

4 ÷ 2 + (   ) = 8

9 + 4 + 7 = (   )

17 + 8 - 15 = (   )

(   ) + 4 - 2 = 9

4 (   ) 3 - 6 = 6

8 ÷ 2 + 8 = (   )

9 - 7 + 6 = (   )

(   ) + 8 + 17 = 28

27 - (   ) + 4 = 15

14 + 6 + 3 = (   )

5 + 13 - 7 = (   )

14 - 9 + 7 = (   )

7 + 6 + 16 = (   )

12 - 7 + (   ) = 12

5 (   ) 3 + 13 = 28

16 (   ) 5 + 7 = 18

9 + 9 - 15 = (   )

13 + 7 - 7 = (   )

12 ÷ 3 + 7 = (   )

13 × 3 + 8 = (   )

12 (   ) 3 - 9 = 27

13 (   ) 6 + 8 = 27

16 + 5 - (   ) = 14

18 - 6 + 3 = (   )

13 + 5 - 9 = (   )

2 + 15 + 6 = (   )

26 ÷ 2 (   ) 3 = 16

3 + 11 + 8 = (   )

(   ) × 3 - 13 = 23

2 (   ) 16 - 14 = 18

15 + 4 - 16 = (   )

6 + 17 - (   ) = 9

14 + 15 - 9 = (   )

13 (   ) 8 + 18 = 23

7 + 15 (   ) 14 = 36

2 × 13 (   ) 12 = 14

34 - (   ) - 14 = 8

13 × 2 + 13 = (   )

29 - 17 + (   ) = 15

21 (   ) 12 + 8 = 17

16 + 5 - 16 = (   )

14 ÷ 7 + 13 = (   )

18 - 12 + 7 = (   )

12 × 3 - 18 = (   )

18 - 16 + 8 = (   )

17 + 3 - 14 = (   )

16 + 7 - 15 = (   )

4(   )3 = 9 - 2

8 × 3 = 3 + (   )

7 + (   ) = 8 + 8

9(   )6 = 18 - 3

(   ) + 9 = 4 × 5

(   ) - 7 = 9 + 6

(   ) + 4 = 8 × 3

8(   )2 = 7 + 9

7 + 5 = 2(   )6

7 × 3 = (   ) - 2

8 + 8 = 2(   )8

5 × 7 = (   ) + 5

4 × 6 = 3 × (   )

7 + 8 = 3 × (   )

6 + (   ) = 4 × 6

7 × 4 = 7 + (   )

(   ) ÷ 3 = 2 × 3

4 × 3 = 4 + (   )

8 × 3 = (   ) + 9

(   ) + 4 = 5 × 3

25 - 3 = (   ) + 6

25 - 9 = 6 + (   )

9 + 18 = 3(   )9

6 + 15 = (   ) + 3

8(   )7 = 12 + 3

3(   )7 = 16 + 5

9(   )27 = 4 × 9

19 - (   ) = 7 + 7

(   ) + 7 = 9 + 22

(   ) - 9 = 27 - 7

(   ) + 8 = 12 × 3

(   ) - 7 = 15 + 6

7 + 20 = (   ) × 9

3 × 9 = (   ) + 16

(   ) ÷ 3 = 15 - 8

19 - 5 = 5 + (   )

13 + 8 = 5 + (   )

4 × 3 = 8(   )4

(   ) ÷ 3 = 17 - 9

4(   )6 = 5 + 19

(   ) + 8 = 12 × 3

(   ) - 17 = 5 × 7

(   ) + 8 = 18 × 2

(   ) + 14 = 6 × 5

9 + 9 = 6(   )3

18 + 9 = 8 + (   )

24 - 7 = (   ) + 14

2 × 12 = 6 × (   )

(   ) - 7 = 19 - 12

(   ) - 3 = 16 + 14

16 + 5 = 3(   )7

9(   )3 = 29 - 2

9 + 18 = 3 + (   )

3(   )9 = 21 + 6

(   ) + 12 = 9 + 18

5 × (   ) = 27 + 8

6 × 4 = (   ) + 12

5 × 5 = 17 + (   )

15 × 2 = (   ) - 4

7 × 5 = 6(   )29

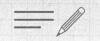

 6개 칸은 1부터 6까지, 8개 칸은 1부터 8까지 가로, 세로 중복되지 않게 순서에 상관없이 공란에 기입한다.

Grid 1 (6×6)

2	5		4		3
		3			
1		6		5	
	2			3	
		2	5		4
6	3			4	

Grid 2 (6×6)

4	1		3		
	5				6
5		6		1	
1	4				5
		4		5	
	3		5		4

Grid 3 (6×6)

	3		5		4
		3		4	
	1			6	
1		2	6		5
	2				3
3		4		5	

Grid 4 (8×8)

8	4		2		1	6	
2		1		7			
	2		8	3		4	1
3		2			4		6
5	1		7	2		3	
	5	8		6	2		4
4		3	6		5	2	
7	3		1			5	

Grid 5 (8×8)

	3	6		2		1	5
1		3	5		4	6	
7	6		3		2		8
	2	5		1		8	
5		7			8		
8	7		4	6		5	1
		8	2		1		7
2	1				5	7	

퍼즐 1 (좌상)

1		6		5	3
3	6		4		
			6		
	5				4
6		5	1		
	1			2	6

퍼즐 2 (좌중)

3	5			2	
		5	2		4
	6				1
	2		1	5	
2			6	3	
	1				2

퍼즐 3 (좌하)

5			1	3	
			3		2
	6	2			4
			2	4	
2		1		6	
	1		6		5

퍼즐 4 (우상)

	3				2			4
1		2	4			3	5	
	4			1	3		2	5
2		3				4		1
8	6			3	5		4	
	2	5			1	6		3
7			8	2		1		6
3	1						7	2

퍼즐 5 (우하)

6		8	2		1			
4	2		8	3		5	1	
		5		2	6			8
1	7		5			4	2	
7		1		6			8	4
		4	6			5		7
	3				4	8		
8		2			7		1	5

해답은 다음 페이지에 있습니다.

◀ 36페이지 해답

2	5	1	4	6	3
4	1	3	6	2	5
1	4	6	3	5	2
5	2	4	1	3	6
3	6	2	5	1	4
6	3	5	2	4	1

4	1	5	3	6	2
2	5	3	1	4	6
5	2	6	4	1	3
1	4	2	6	3	5
3	6	4	2	5	1
6	3	1	5	2	4

6	3	1	5	2	4
2	5	3	1	4	6
4	1	5	3	6	2
1	4	2	6	3	5
5	2	6	4	1	3
3	6	4	2	5	1

8	4	7	2	5	1	6	3
2	6	1	4	7	3	8	5
6	2	5	8	3	7	4	1
3	7	2	5	8	4	1	6
5	1	4	7	2	6	3	8
1	5	8	3	6	2	7	4
4	8	3	6	1	5	2	7
7	3	6	1	4	8	5	2

4	3	6	8	2	7	1	5
1	8	3	5	7	4	6	2
7	6	1	3	5	2	4	8
3	2	5	7	1	6	8	4
5	4	7	1	3	8	2	6
8	7	2	4	6	3	5	1
6	5	8	2	4	1	3	7
2	1	4	6	8	5	7	3

37페이지 해답 ▶

1	4	6	2	5	3
3	6	2	4	1	5
5	2	4	6	3	1
2	5	1	3	6	4
6	3	5	1	4	2
4	1	3	5	2	6

3	5	1	4	2	6
1	3	5	2	6	4
4	6	2	5	3	1
6	2	4	1	5	3
2	4	6	3	1	5
5	1	3	6	4	2

5	2	4	1	3	6
1	4	6	3	5	2
3	6	2	5	1	4
6	3	5	2	4	1
2	5	1	4	6	3
4	1	3	6	2	5

5	3	6	8	2	7	1	4
1	7	2	4	6	3	5	8
6	4	7	1	3	8	2	5
2	8	3	5	7	4	6	1
8	6	1	3	5	2	4	7
4	2	5	7	1	6	8	3
7	5	8	2	4	1	3	6
3	1	4	6	8	5	7	2

6	4	8	2	5	1	7	3
4	2	6	8	3	7	5	1
3	1	5	7	2	6	4	8
1	7	3	5	8	4	2	6
7	5	1	6	3	2	8	4
2	8	4	6	1	5	3	7
5	3	7	1	4	8	6	2
8	6	2	4	7	3	1	5

제시된 단어를 3분간 외운 다음 종이로 가리고 밑의 기록란에 순서와 관계없이 생각나는 대로 5분 이내에 적기 바랍니다.

영화 거북 앵두 축구 타조 포수 갑옷 거미 레몬 추상화
포병대 영풍군 다혈질 자장가 바티칸 부대장 석가탑
휠체어 런던탑 구경꾼 갓쟁이 팔공산 휘파람 강남구
챔피언 오모가리 단독주택

기록란

계산 문제 적합한 숫자나 기호(+, -, ×, ÷)를 (　　　) 안에 넣으시오.

(　)+6+7=16　　16-9+8=(　)　　(　)×3+13=22

9-4-(　)=3　　9+13-8=(　)　　(　)-7+18=21

6÷3+7=(　)　　8-(　)+19=21　　6+19-18=(　)

4+9+8=(　)　　3(　)4+12=24　　16-13+5=(　)

9+(　)-15=3　　14(　)7+12=14　　6+18(　)19=5

3×6(　)9=9　　9(　)18-14=13　　3(　)2+12=18

(　)+8-2=9　　9+17(　)9=17　　16+7-16=(　)

8(　)2+8=12　　13+8-7=(　)　　13×3-19=(　)

8+9+2=(　)　　12÷6+7=(　)　　(　)-7+19=21

12÷4+6=(　)　　6+12-9=(　)　　21-12+(　)=18

8(　)4+3=15　　7+13+(　)=24　　14(　)12+7=9

(　)×8-9=7　　12-(　)+9=16　　13(　)7+13=33

(　)-5+4=8　　(　)+12+8=24　　4+13+17=(　)

5+9-(　)=9　　16-9+8=(　)　　(　)+13-13=9

13×(　)-9=17　　9+13-4=(　)　　(　)+7-12=8

6(　)3+7=9　　18÷2+6=(　)　　8+19-16=(　)

3(　)4-7=5　　9+8-13=(　)　　19-12-3=(　)

3+6+7=(　)　　13×(　)-12=14　　3+18-14=(　)

3×3+5=(　)　　12+6+2=(　)　　3+12+15=(　)

9+4+7=(　)　　(　)×4+11=23　　16+9(　)7=18

$5+9=6+(\quad)$ $9+12=6+(\quad)$ $6(\quad)8=18-4$

$9-2=3(\quad)4$ $24-7=(\quad)+4$ $(\quad)-5=15+7$

$9+8=2+(\quad)$ $9+7=(\quad)-6$ $4(\quad)6=18+6$

$4(\quad)3=7+5$ $19-6=6(\quad)7$ $(\quad)\div12=8-5$

$(\quad)+8=7+9$ $8(\quad)4=24+8$ $18+9=7+(\quad)$

$(\quad)-8=4\times5$ $8+(\quad)=16+7$ $14+6=9+(\quad)$

$(\quad)-3=8\times6$ $(\quad)+6=4\times9$ $24\div2=9(\quad)3$

$6(\quad)2=8+4$ $18-(\quad)=5+7$ $8+12=(\quad)+6$

$8+9=(\quad)+4$ $4(\quad)6=32-8$ $9(\quad)6=19-4$

$4\times7=(\quad)+8$ $4(\quad)7=18-7$ $9(\quad)4=27+9$

$7+2=4(\quad)5$ $3(\quad)15=2\times9$ $7\times5=23+(\quad)$

$9-4=7(\quad)2$ $(\quad)-6=18-4$ $6(\quad)4=16+8$

$4\times4=2(\quad)8$ $23-8=(\quad)+7$ $18(\quad)4=6+16$

$8+7=3+(\quad)$ $3(\quad)8=17+7$ $5+(\quad)=21+9$

$6\times4=8+(\quad)$ $24-9=7+(\quad)$ $3(\quad)6=9+9$

$9\times4=(\quad)+7$ $4\times9=12+(\quad)$ $(\quad)\times7=13+8$

$6(\quad)3=9+9$ $21-7=5+(\quad)$ $(\quad)\div3=12-6$

$6\div3=9(\quad)7$ $24(\quad)4=4+2$ $5\times3=21-(\quad)$

$4\times3=(\quad)+6$ $3(\quad)9=18+9$ $3\times8=5+(\quad)$

$3(\quad)6=2\times9$ $(\quad)\times3=14+7$ $31-6=5(\quad)5$

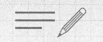

추리 문제 6개 칸은 1부터 6까지, 8개 칸은 1부터 8까지 가로, 세로 중복되지 않게 순서에 상관없이 공란에 기입한다.

왼쪽 위 (6×6)

4			1	3	
	5	2			3
	1			2	
6			3		
	6			1	
5		6	2		1

왼쪽 가운데 (6×6)

	3			2	
2				4	1
	1		2		3
1				3	
5		6	3		
		4		5	2

왼쪽 아래 (6×6)

1			3		2
	6				
5		4		3	6
	5		4		3
	3		2	4	
4				2	

오른쪽 위 (8×8)

5		6	8			4	1
	6	2		7			5
6	3		1		8	5	
4		5	7				8
	7	3		8		1	
8		1	3		2		4
	8		6	1		2	7
7		8			1	6	

오른쪽 아래 (8×8)

4	3		8	2			5
		4	6		5	7	
6	5	8		4	1		7
	7		4			5	
5		7		3		2	6
	6		3		2		8
3	2		7	1		8	
1		3			4	6	

Grid 1

3		6		4	
		4	6		5
4				5	2
	2		5	1	
2			1		
5					3

Grid 2

	2		6		1
		6		5	
					5
	3	5		4	
2	5		3		4
4		3	5		

Grid 3

	5	3		4	
4					
1		2	6		5
	2			1	
	6		2		1
6		1		2	

Grid 4

2		3	5			4	6	
	6	1		5	2			7
4	2		7					
6		7		3				5
	5		2	4		3		6
1	7		4		3			
3		4		8	5			2
5	3		8	2				4

Grid 5

6		8	2		1	7		
2	8		6	1			3	
	5	1		6	2			4
5		7				6		
	1		7				4	8
8	6		4		3			5
4		6		3		5		
	7	3		8			2	6

해답은 다음 페이지에 있습니다.

해답

◀ 42페이지 해답

위쪽 왼편 (6×6 3블록)

4	2	5	1	3	6
1	5	2	4	6	3
3	1	4	6	2	5
6	4	1	3	5	2
2	6	3	5	1	4
5	3	6	2	4	1

6	3	1	4	2	5
2	5	3	6	4	1
4	1	5	2	6	3
1	4	2	5	3	6
5	2	6	3	1	4
3	6	4	1	5	2

1	4	6	3	5	2
3	6	2	5	1	4
5	2	4	1	3	6
2	5	1	4	6	3
6	3	5	2	4	1
4	1	3	6	2	5

위쪽 오른편 (8×8 2블록)

5	2	6	8	3	7	4	1
1	6	2	4	7	3	8	5
6	3	7	1	4	8	5	2
4	1	5	7	2	6	3	8
2	7	3	5	8	4	1	6
8	5	1	3	6	2	7	4
3	8	4	6	1	5	2	7
7	4	8	2	5	1	6	3

4	3	6	8	2	7	1	5
2	1	4	6	8	5	7	3
6	5	8	2	4	1	3	7
8	7	2	4	6	3	5	1
5	4	7	1	3	8	2	6
7	6	1	3	5	2	4	8
3	2	5	7	1	6	8	4
1	8	3	5	7	4	6	2

43페이지 해답 ▶

아래쪽 왼편 (6×6 3블록)

3	5	6	2	4	1
1	3	4	6	2	5
4	6	1	3	5	2
6	2	3	5	1	4
2	4	5	1	3	6
5	1	2	4	6	3

5	2	4	6	3	1
1	4	6	2	5	3
3	6	2	4	1	5
6	3	5	1	4	2
2	5	1	3	6	4
4	1	3	5	2	6

2	5	3	1	4	6
4	1	5	3	6	2
1	4	2	6	3	5
5	2	6	4	1	3
3	6	4	2	5	1
6	3	1	5	2	4

아래쪽 오른편 (8×8 2블록)

2	8	3	5	7	4	6	1
8	6	1	3	5	2	4	7
4	2	5	7	1	6	8	3
6	4	7	1	3	8	2	5
3	5	8	2	4	1	3	6
1	7	2	4	6	3	5	8
3	1	4	6	8	5	7	2
5	3	6	8	2	7	1	4

6	4	8	2	5	1	7	3
2	8	4	6	1	5	3	7
7	5	1	3	6	2	8	4
5	3	7	1	4	8	6	2
3	1	5	7	2	4	4	8
8	6	2	4	7	3	1	5
4	2	6	8	3	7	5	1
1	7	3	5	8	4	2	6

44

암기 문제 제시된 단어를 3분간 외운 다음 종이로 가리고 밑의 기록란에 순서와 관계없이 생각나는 대로 5분 이내에 적기 바랍니다.

풍물 관솔 노새 상어 농약 밀감 복권 새우 바늘 오갈피
개도국 천연두 강추위 파자마 흑산도 평균대 석류석
외딴섬 후진국 짱뚱어 천안시 구들장 외계인 큰누이
송사리 가마우지 가창오리

기록란

적합한 숫자나 기호(+, -, ×, ÷)를 (   ) 안에 넣으시오.

8 + 6 - (   ) = 9

6 ÷ 3 + 8 = (   )

6 + 5 + 4 = (   )

2 (   ) 9 - 4 = 7

9 + 5 (   ) 3 = 11

9 (   ) 3 + 6 = 9

6 (   ) 2 + 6 = 9

4 + 5 (   ) 6 = 3

9 + 5 - 7 = (   )

3 (   ) 5 - 8 = 7

(   ) + 3 - 2 = 7

8 ÷ 2 + 4 = (   )

8 + 5 - (   ) = 9

12 ÷ 6 + 8 = (   )

6 + 5 - 8 = (   )

7 + 8 - 6 = (   )

8 + 6 + 5 = (   )

9 - 7 + 6 = (   )

4 (   ) 7 + 3 = 14

6 + (   ) - 4 = 8

16 × 2 - 12 = (   )

8 + 13 (   ) 9 = 12

14 - 3 (   ) 4 = 15

(   ) × 3 - 12 = 6

14 (   ) 2 + 8 = 15

8 + 12 - 6 = (   )

8 + 2 + 19 = (   )

5 + 13 + 4 = (   )

4 (   ) 4 - 11 = 5

9 + 8 - 12 = (   )

7 + 3 + 18 = (   )

(   ) + 12 - 7 = 13

12 ÷ 6 + (   ) = 9

7 + 14 - 8 = (   )

6 × 3 + 11 = (   )

(   ) - 8 + 16 = 17

17 + 5 (   ) 14 = 8

18 - 9 + 8 = (   )

7 + 16 + 3 = (   )

6 + 4 + 13 = (   )

5 + 17 - 16 = (   )

6 + 15 + 12 = (   )

15 + 8 + (   ) = 27

6 + 14 (   ) 12 = 8

2 (   ) 13 - 14 = 12

(   ) + 6 - 12 = 9

7 + 15 - 14 = (   )

26 - (   ) - 6 = 8

7 + 16 - 17 = (   )

5 × 2 + 16 = (   )

15 + 9 (   ) 18 = 6

18 × 2 (   ) 17 = 19

(   ) - 8 + 17 = 20

21 (   ) 14 + 6 = 13

19 + 7 - 18 = (   )

18 ÷ 2 + 8 = (   )

(   ) - 15 + 8 = 16

11 × 3 - 17 = (   )

8 + (   ) - 9 = 12

18 + 3 - 12 = (   )

$(\quad)+3=9-2$	$19-8=(\quad)+3$	$12(\quad)9=18+3$
$9(\quad)3=4+2$	$19-3=8(\quad)8$	$14(\quad)2=9+3$
$9+(\quad)=9\times3$	$19+8=3(\quad)9$	$6(\quad)6=28+8$
$9+(\quad)=3\times5$	$18-3=6+(\quad)$	$(\quad)+12=21+3$
$4(\quad)4=9+7$	$(\quad)+6=12\times3$	$18+9=6+(\quad)$
$(\quad)+4=3\times7$	$9+(\quad)=11\times2$	$16+7=(\quad)-4$
$(\quad)-4=8\times2$	$(\quad)-7=14+9$	$28-7=7\times(\quad)$
$9(\quad)9=3\times6$	$19(\quad)6=6+7$	$8+24=(\quad)+3$
$8+7=(\quad)+4$	$(\quad)+15=9\times3$	$8+(\quad)=29-7$
$9+6=(\quad)-4$	$3(\quad)7=28-7$	$7(\quad)4=23+5$
$9-2=5(\quad)2$	$(\quad)\div12=2\times3$	$27-2=4+(\quad)$
$6\times3=7+(\quad)$	$18(\quad)7=9+2$	$(\quad)+3=19-8$
$3\times4=6(\quad)6$	$25-7=3(\quad)6$	$(\quad)\div5=2+3$
$9+7=2(\quad)8$	$3\times8=(\quad)+13$	$3(\quad)4=21-9$
$7-5=(\quad)\div8$	$32\div2=(\quad)\times2$	$8(\quad)9=24-7$
$8+3=(\quad)-7$	$2\times2=(\quad)\div3$	$18(\quad)6=4\times6$
$(\quad)+4=3\times6$	$17-4=5+(\quad)$	$18-12=(\quad)\div4$
$18\div3=3\times(\quad)$	$24(\quad)4=9-3$	$12-8=(\quad)\div4$
$3\times7=(\quad)+9$	$5\times(\quad)=21+9$	$12-7=(\quad)\div2$
$8\times3=(\quad)\times4$	$(\quad)\times17=27+7$	$11\times2=(\quad)+7$

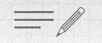

 6개 칸은 1부터 6까지, 8개 칸은 1부터 8까지 가로, 세로 중복되지 않게 순서에 상관없이 공란에 기입한다.

Puzzle 1 (6×6)

6			1		2
2		1			4
	1	3		2	
1					
		4	6		1
3	6				1

Puzzle 2 (6×6)

2		1		3	6
5	1		2		
			4	2	
	6				2
6			3		
	5			4	1

Puzzle 3 (6×6)

	5				2
1			2		
	6		5		
6		4		3	5
	4	6			1
5			6	2	

Puzzle 4 (8×8)

6	3			1		8	
	8	4		1		2	7
1		2	4		3		5
8			3	6		7	
	1	5			6		8
7		8			1		
5	2		8	3		4	1
	7	3		8	4		6

Puzzle 5 (8×8)

4		6	8			3	5
1	6		5	7		8	
	3	8		4	1		7
3		5	7		6		
	4		3	5		6	8
5		7		3	8		
	5	2			3		1
2		4	6				3

48

	2				3
	4		6	3	
3					1
	3		5		4
2		3		4	
4			3		2

	5	1			4
4	1		5		6
		6		5	
				3	
3		2	4		
	3		1	4	

4			6	3	
		3		2	4
3			2		
		1		6	
2	6				5
6		2		1	

	1	7			5			
7	5			8	4		6	2
		8			6			7
2	8		3			4	1	
	6	4		5			7	3
6		2	7		8			
	7		2	6			8	4
5		1		2			4	8

7	5			6		8		
4		6		3	7			1
	6		4				1	5
1	7			8		2		
		7	1			6	2	
	8	4		1	5			7
6	4		2			1	7	
3		5		2			4	8

해답은 다음 페이지에 있습니다.

추리문제 해답

◀ 48페이지 해답

6	3	5	1	4	2
2	5	1	3	6	4
4	1	3	5	2	6
1	4	6	2	5	3
5	2	4	6	3	1
3	6	2	4	1	5
2	4	1	5	3	6
5	1	4	2	6	3
1	3	6	4	2	5
4	6	3	1	5	2
6	2	5	3	1	4
3	5	8	2	4	1
3	5	1	4	6	2
1	3	5	2	4	6
4	6	2	5	1	3
6	2	4	1	3	5
2	4	6	3	5	1
5	1	3	6	2	4

6	3	7	1	4	8	5	2
3	8	4	6	1	5	2	7
1	6	2	4	7	3	8	5
8	5	1	3	6	2	7	4
4	1	5	7	2	6	3	8
7	4	8	2	5	1	6	3
5	2	6	8	3	7	4	1
2	7	3	5	8	4	1	6
4	1	6	8	2	7	3	5
1	6	3	5	7	4	8	2
6	3	8	2	4	1	5	7
3	2	5	7	1	6	2	4
7	4	1	3	5	2	6	8
5	2	7	1	3	8	4	6
8	5	2	4	6	3	7	1
2	7	4	6	8	5	1	3

49페이지 해답 ▶

5	2	6	4	1	3
1	4	2	6	3	5
3	6	4	2	5	1
6	3	1	5	2	4
2	5	3	1	4	6
4	1	5	3	6	2
2	5	1	3	6	4
4	1	3	5	2	6
1	4	6	2	5	3
5	2	4	6	3	1
3	6	2	4	1	5
6	3	5	1	4	2
4	2	6	3	5	1
1	5	3	6	2	4
3	1	5	2	4	6
5	4	1	3	6	2
2	6	4	1	3	5
6	4	2	5	1	3

3	1	7	4	8	5	2	6
7	5	3	8	4	1	6	2
4	2	8	5	1	6	3	7
2	8	6	3	7	4	1	5
8	6	4	1	5	2	7	3
6	4	2	7	3	8	5	1
1	7	5	2	6	3	8	4
5	3	1	6	2	7	4	8
7	5	1	3	6	2	8	4
4	2	6	8	3	7	5	1
8	6	2	4	7	3	1	5
1	7	3	5	8	4	2	6
5	3	7	1	4	8	6	2
2	8	4	6	1	5	3	7
6	4	8	2	5	1	7	3
3	1	5	7	2	6	4	8

암기 문제

제시된 단어를 3분간 외운 다음 종이로 가리고 밑의 기록란에 순서와 관계없이 생각나는 대로 5분 이내에 적기 바랍니다.

날치 자두 철쭉 탕기 태양 펭귄 군대 담배 마루 싸움닭
개나리 천일염 소나무 탑승권 불국사 태안군 흰개미
밥그릇 군만두 달팽이 파상풍 개살구 스위스 자리돔
태평양 밭종다리 바이올린

기록란

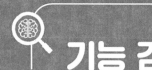
☑ 숫자 읽기

아래 숫자를 숫자(예 4-사, 9-구, 3-삼, 6-육과 같이)로 끝까지 소리 내어 읽고 걸린 시간을 기록한다.　　　　　　　　　　　　[　　　분　　　초]

```
7 6 3 6 9 5 9 9 3 5 8 6 7 4 6 9 5 9 8 6 7
5 4 3 5 4 4 7 6 9 7 8 5 7 3 9 3 7 6 3 9 5
7 9 3 6 5 7 6 4 8 7 5 4 6 7 8 5 8 3 6 5 3
8 4 7 8 9 4 6 7 3 7 3 6 9 5 8 7 3 6 5 7 9
3 6 7 6 8 9 5 9 7 4 6 3 7 9 3 8 6 3 6 9 7
6 5 7 8 4 5 8 3 6 7 5 6 9 3 6 5 9 7 6 5 3
6 9 5 4 5 5 8 4 3 8 4 8 7 3 6 9 5 7 9 3 9
4 6 8 7 8 9 4 6 8 3 7 9 4 7 8 4 7 3 5 9 3
6 8 4 8 7 5 8 9 4 8 6 3 3 7 6 4 9 8 9 4 6
8 7 3 9 7 6 5 8 9 4 6 8 3 4 7 8 3 3 9 8 7
5 3 6 5 7 8 7 3 6 9 7 3 6 5 7 8 4 3 8 6 7
9 3 5 7 6 3 8 3 5 6 8 3 7 6 3 8 8 5 5 7 6
8 3 8 5 9 3 7 9 4 8 7 3 5 8 6 6 3 8 7 5 5
9 4 6 8 4 9 9 6 8 3 4 5 8 7 6 4 7 5 4 8 7
```

☑ 색채 읽기

위 숫자를 숫자로 읽지 않고 색채(예 5-빨강, 6-파랑, 4-노랑, 7-빨강, 8-검정, 6-초록, 4-보라와 같이)로 소리 내어 읽는다.　　　　　[　　　분　　　초]

☑ 숫자 계산

숫자를 더해서 십 자리는 제하고 한 자릿수만 적는다. 예를 들어 9와 6을 더하면 15이지만 10은 제하고 5만, 6과 8을 더하면 14이지만 4만, 8과 3은 1을, 3과 7은 0을 숫자와 숫자 사이에 적는다(7. **책의 사용 방법 설명 참조**). 끝까지 한 다음 걸린 시간을 기록한다.　　　　　　　　　　　[　　　분　　　초]

```
7 4 6 9 5 9 8 6 7 5 4 3 5 4 4 7 6 9 7 8 5 7 3
9 3 7 6 3 9 5 7 9 3 6 5 7 6 4 8 7 5 4 6 7 8 5
8 3 6 5 3 8 4 7 8 9 4 6 7 3 7 3 6 9 5 8 7 3 6
5 7 9 3 6 7 6 8 9 5 9 7 4 6 3 7 9 3 8 6 3 6 9
7 6 5 7 8 4 5 8 3 6 7 5 6 9 3 6 5 9 7 6 5 3 6
9 5 4 5 5 8 4 3 8 4 8 7 3 6 9 5 7 9 3 9 4 6 8
7 8 9 4 6 8 3 7 9 4 7 8 4 7 3 5 9 3 6 8 4 8 7
5 8 9 4 8 6 3 3 7 6 4 9 8 9 4 6 8 7 3 9 7 6 5
8 9 4 6 8 3 4 7 8 3 3 9 8 7 5 3 6 5 7 8 7 3 6
9 7 3 6 5 7 8 4 3 8 6 7 9 3 5 7 6 6 3 8 7 5 5
9 4 6 8 4 9 8 5 7 7 8 5 6 4 4 9 6 7 4 8 4 6 9
3 5 6 4 5 8 4 5 4 7 9 8 4 9 6 3 7 3 9 6 8 5 4
7 9 3 3 4 5 8 5 8 5 4 7 8 3 6 5 4 6 7 6 9 3 5
8 7 6 8 3 4 8 6 9 4 6 7 8 3 6 9 7 6 3 9 6 8 9
9 5 3 4 7 6 9 7 9 5 7 8 4 7 6 3 9 8 4 9 7 6 3
8 5 4 6 7 9 5 8 4 7 8 5 3 9 5 7 5 8 6 4 7 9 4
6 5 7 8 6 3 8 3 5 6 8 3 7 6 3 8 8 5 5 7 6 8 3
8 5 9 3 7 9 4 8 7 3 5 8 6 7 9 4 7 8 6 5 3 7 8
```

적합한 숫자나 기호(+, -, ×, ÷)를 ( ) 안에 넣으시오.

9 - 3 + 8 = ( )   18÷6+( )=15   16+8-15=( )

4+( )+6=18   3+12-7=( )   14( )15-7=22

4( )8+9=21   8-6+16=( )   13+6+( )=26

( )-5+8=12   19( )7+4=16   6+18-( )=10

8+8+( )=21   6+7+16=( )   13+12-8=( )

7( )8-11=4   9+15-8=( )   22-6-12=( )

4+7+8=( )   8+9-14=( )   6+17-12=( )

5+9+3=( )   3( )6-4=14   17-14+3=( )

9+7( )3=13   8-( )+9=14   8+15-( )=15

4( )2+9=11   ( )17-8=18   4+12+12=( )

( )+8-7=6   9+7( )8=8   16-12+6=( )

9+8( )7=10   3( )7-11=10   6+18-14=( )

3( )2+8=14   9+4-8=( )   3×4+12=( )

8÷2+5=( )   9+14-8=( )   16( )9-18=7

2×8-6=( )   13+15-7=( )   13+14-6=( )

8+6+7=( )   16-7+8=( )   13×2+3=( )

4×6-9=( )   19-4-6=( )   18-7+13=( )

8÷4+( )=11   9+7+12=( )   6( )19-7=18

8( )9+2=19   2+16-12=( )   15-7+12=( )

6+4-5=( )   13+6+13=( )   12+8-( )=13

$7+(\quad)=9\times2$

$(\quad)-3=4\times3$

$5(\quad)3=9+6$

$4\times(\quad)=18-2$

$7(\quad)9=8+8$

$(\quad)-8=3\times7$

$6+(\quad)=8\times2$

$(\quad)\times3=7+8$

$9+7=(\quad)-5$

$9+7=4(\quad)4$

$9+7=(\quad)+6$

$4\times7=(\quad)+4$

$3(\quad)6=2\times9$

$6+7=(\quad)\div3$

$6+6=(\quad)\div4$

$5+6=(\quad)\div7$

$4(\quad)4=7+9$

$3\times3=(\quad)\div3$

$3+2=(\quad)\div4$

$(\quad)\div7=12-9$

$17-6=4+(\quad)$

$19-7=(\quad)+6$

$9+17=(\quad)-6$

$18-6=8(\quad)4$

$(\quad)+4=15+6$

$19(\quad)4=8+7$

$6+(\quad)=4\times4$

$(\quad)+12=3\times7$

$3(\quad)6=9\times2$

$(\quad)+8=18+6$

$3(\quad)7=26-5$

$(\quad)+16=15\times2$

$23+8=(\quad)+13$

$5\times4=5+(\quad)$

$3\times4=(\quad)-6$

$3\times7=12+(\quad)$

$6\times4=(\quad)+17$

$12(\quad)2=4\times6$

$4\times(\quad)=2\times8$

$2(\quad)7=18\div2$

$(\quad)\times4=18+6$

$9+(\quad)=13+8$

$(\quad)+4=18-3$

$3+(\quad)=16+5$

$3\times6=6+(\quad)$

$13\times2=8+(\quad)$

$7\times2=(\quad)-5$

$12+9=3\times(\quad)$

$8\times(\quad)=29-5$

$8+(\quad)=12\times2$

$17-5=4\times(\quad)$

$6\times(\quad)=21-3$

$5\times(\quad)=17+3$

$(\quad)+12=22+6$

$(\quad)\times12=4\times6$

$5(\quad)4=23-3$

$17-14=(\quad)\div6$

$2+3=(\quad)\div3$

$3+4=(\quad)\div2$

$12\times3=6(\quad)6$

6개 칸은 1부터 6까지, 8개 칸은 1부터 8까지 가로, 세로 중복되지 않게 순서에 상관없이 공란에 기입한다.

문제 1

	2			1	4
1		2	5		
	6			1	5
6	3				
			6		
4		5		6	3

문제 2

	5		3		4
4		3		2	6
	3		1		
3					5
	2			3	
1		6		5	

문제 3

4		6			
	5		6	4	
3		5		6	
		1			6
2			1	5	
	4	2			1

문제 4

	3	1		2	6		8
3	1		5	8		2	
1		5				8	
	5	3		4	8		
4			6		5		7
	6	4		5		7	3
6		2	8		7		
2	8		4	7		1	5

문제 5

2	6		4			5	1
		2			3		5
5	4		2	6		7	
		5	7			6	4
6		1		7	2		4
	3		1	5		6	2
1		4	6		5		
8		3		1		2	6

Top-left puzzle

	6	4			5
	2	6		5	
1					4
	3		4	6	
			2		6
6				1	3

Middle-left puzzle

	6	2			5
1			2		
	1				6
	3			4	
2		1	3		4
5			6	3	

Bottom-left puzzle

5			3	1	
			5		6
	6	4			2
			4	2	
4		5		6	
	5		6		1

Top-right puzzle

5		6		2	7		4
	7		4		3		
7		8		4		3	6
	1		6		5		
6		7	1		8	2	
	8	3		7	4		1
	2		7	1		8	3
8		1	3		2	4	

Bottom-right puzzle

	1			4		3	7
1	5		6		2	7	
4		7		3			6
	4		5	7		6	2
2			7		3	8	
	3	2		6	8		1
3	7		8			1	5
6		1	3			4	

해답은 다음 페이지에 있습니다.

해답

◀ 56페이지 해답

5	2	6	3	1	4
1	4	2	5	3	6
3	6	4	1	5	2
6	3	1	4	2	5
2	5	3	6	4	1
4	1	5	2	6	3

2	5	1	3	6	4
4	1	3	5	2	6
6	3	5	1	4	2
3	6	2	4	1	5
5	2	4	6	3	1
1	4	6	2	5	3

4	2	6	3	1	5
1	5	3	6	4	2
3	1	5	2	6	4
5	3	1	4	2	6
2	6	4	1	5	3
6	4	2	5	3	1

5	3	1	7	2	6	4	8
3	1	7	5	8	4	2	6
1	7	5	3	6	2	8	4
7	5	3	1	4	8	6	2
4	2	8	6	1	5	3	7
8	6	4	2	5	1	7	3
6	4	2	8	3	7	5	1
2	8	6	4	7	3	1	5

3	2	6	8	4	7	5	1
7	6	2	4	8	3	1	5
5	4	8	2	6	1	7	3
2	1	5	7	3	6	4	8
6	5	1	3	7	2	8	4
4	3	7	1	5	8	6	2
1	8	4	6	2	5	3	7
8	7	3	5	1	4	2	6

57페이지 해답 ▶

2	6	4	1	3	5
4	2	6	3	5	1
1	5	3	6	2	4
5	3	1	4	6	2
3	1	5	2	4	6
6	4	2	5	1	3

3	6	2	4	1	5
1	4	6	2	5	3
4	1	3	5	2	6
6	3	5	1	4	2
2	5	1	3	6	4
5	2	4	6	3	1

5	2	6	3	1	4
1	4	2	5	3	6
3	6	4	1	5	2
6	3	1	4	2	5
4	1	5	2	6	3
2	5	3	6	4	1

5	3	6	8	2	7	1	4
1	7	2	4	6	3	5	8
7	5	8	2	4	1	3	6
3	1	4	6	8	5	7	2
6	4	7	1	3	8	2	5
2	8	3	5	7	4	6	1
4	2	5	7	1	6	8	3
8	6	1	3	5	2	4	7

5	1	8	2	4	6	3	7
1	5	4	6	8	2	7	3
4	8	7	1	3	5	2	6
8	4	3	5	7	1	6	2
2	6	5	7	1	3	8	4
7	3	2	4	6	8	5	1
3	7	6	8	2	4	1	5
6	2	1	3	5	7	4	8

제시된 단어를 3분간 외운 다음 종이로 가리고 밑의 기록란에 순서와 관계없이 생각나는 대로 5분 이내에 적기 바랍니다.

예수 영웅 태조 개미 군인 당근 마작 붓꽃 설탕 천태종 군의관 영연방 붕장어 개량종 설록차 방망이 태권도 개선문 프랑스 당구장 예식장 파발마 영월군 힌두교 태음력 철갑상어 떡갈나무

기록란

계산 문제 적합한 숫자나 기호(+, -, ×, ÷)를 ( ) 안에 넣으시오.

3+6+8 = ( )
6+7+7 = ( )
6×4+3 = ( )
6+8( )6 = 8
4+9+6 = ( )
9+8+9 = ( )
7+7+6 = ( )
9÷3+7 = ( )
7( )4+8 = 19
4( )6+8 = 18
4( )8-8 = 24
9( )3+7 = 13
7+8( )5 = 10
6+9-2 = ( )
2×( )+6 = 22
8÷2+8 = ( )
9-4+( ) = 13
6+8+6 = ( )
3×6+9 = ( )
9+5-8 = ( )

17-12+9 = ( )
16-( )+8 = 12
19-8-( ) = 7
8+3+16 = ( )
9+9-14 = ( )
7+18-9 = ( )
6+14-6 = ( )
11×3-9 = ( )
12( )2+8 = 14
18( )6+7 = 19
12( )3+5 = 14
3( )6-12 = 6
16+5+2 = ( )
16-6+7 = ( )
9+5-12 = ( )
( )+5+7 = 24
16÷2+( ) = 21
12÷4+7 = ( )
12-6+8 = ( )
16-3-5 = ( )

6+15+( ) = 32
2( )13-13 = 13
17-7-3 = ( )
5+14( )17 = 2
26-15+6 = ( )
3+17-18 = ( )
4×5+12 = ( )
16+7-( ) = 14
13( )3-13 = 26
21-7+16 = ( )
16( )7-17 = 6
14( )7+7 = 9
16-12+7 = ( )
12×3-13 = ( )
13-10+8 = ( )
18+3-( ) = 11
15+9-16 = ( )
14( )7+8 = 10
12+7+13 = ( )
8+13-12 = ( )

5+(   )=9×3   19-4=(   )×5   17+(   )=5×5
8(   )5=6-3   19-3=(   )×2   21+(   )=12×3
2×(   )=9+9   9+17=(   )+6   (   )+5=28-16
(   )+9=7×2   26-2=3(   )8   9×(   )=21+6
2×(   )=7+5   7+(   )=21+6   18+9=6+(   )
(   )-8=9÷3   (   )+17=6×4   23+5=4×(   )
7(   )2=8+6   6(   )6=24+12   14+8=(   )-7
(   )+3=7×3   (   )+12=4×7   4+17=3(   )7
9+7=4(   )4   (   )+6=37-4   (   )×3=29-2
6×6=4(   )9   (   )×8=18+6   6+(   )=12×3
9+8=5+(   )   9+(   )=14+7   13-5=4+(   )
6×3=(   )+8   (   )-7=17+8   7×(   )=19+9
3×6=7+(   )   24-6=2(   )9   (   )+12=24+6
9(   )2=9+9   15+9=6×(   )   26(   )12=21-7
(   )÷4=13-8   3×8=(   )+12   3(   )7=29-8
14-9=(   )÷5   22-9=8+(   )   (   )×7=21+7
(   )÷3=7×3   13+8=4+(   )   31+3=17×(   )
3+2=(   )÷6   16÷(   )=8-4   17-14=(   )÷9
3+6=(   )÷2   21÷(   )=2+5   14-8=(   )÷4
(   )×3=2×9   (   )×6=27+9   12×3=(   )+12

61

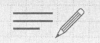

 추리 문제 6개 칸은 1부터 6까지, 8개 칸은 1부터 8까지 가로, 세로 중복되지 않게 순서에 상관없이 공란에 기입한다.

상단 왼쪽 (6×6)

1		2	4		3
	1			2	
5					1
	6			1	
6	4		3		
		5		3	6

중단 왼쪽 (6×6)

3	6		1		
		2		3	6
	1	5			
6		1		2	
2	5		6		
	2			1	

하단 왼쪽 (6×6)

5			4		6
	5	3		4	
3					
6	4		5		1
	6			5	
		6		1	5

상단 오른쪽 (8×8)

	2	4			1	6	
4			5		6		8
	3	5		6		7	4
3			4			2	
	4	6		7	3		5
	1		7			5	2
2		7	3		4	1	
5	8	2		3	7		1

하단 오른쪽 (8×8)

	5			3		4	8
5	8		2			7	
7		6	4		3		5
	6			4		5	1
4		3	1		8	6	
1	4		6			3	7
	3	7		1	4		6
6		5	3			8	

퍼즐 1

2		4		5	
		6	3		5
1				4	
	3		4	2	
3			2		4
6					1

퍼즐 2

		2	5		1
1		5		6	4
	1		6		
3					
	2			1	5
2		6			1

퍼즐 3

6			5	3	
	6	4			3
4			3		
	5		6		2
5		1		2	
			2		4

퍼즐 4

7	3		8	6				1
4		2	5			7	1	
	6	8			1	5		4
8	4		1				5	
5							2	7
	7		4	2				5
6	2		7			1	3	
1		7		8			6	3

퍼즐 5

	8		4	6			5	7
3		4	6			5		1
	7				5	2		
5		6	8				1	3
	6	8		4	1			
2	1		5	7			6	8
6		7			8			4
	3		7			6	8	

해답은 다음 페이지에 있습니다.

◀ 62페이지 해답

1	5	2	4	6	3
3	1	4	6	2	5
5	3	6	2	4	1
2	6	3	5	1	4
6	4	1	3	5	2
4	2	5	1	3	6

3	6	4	1	5	2
1	4	2	5	3	6
4	1	5	2	6	3
6	3	1	4	2	5
2	5	3	6	4	1
5	2	6	3	1	4

5	3	1	4	2	6
1	5	3	6	4	2
3	1	5	2	6	4
6	4	2	5	3	1
2	6	4	1	5	3
4	2	6	3	1	5

7	2	4	8	5	1	6	3
4	7	1	5	2	6	3	8
8	3	5	1	6	2	7	4
3	6	8	4	1	5	2	7
1	4	6	2	7	3	8	5
6	1	3	7	4	8	5	2
2	5	7	3	8	4	1	6
5	8	2	6	3	7	4	1

2	5	1	7	3	6	4	8
5	8	4	2	6	1	7	3
7	3	6	4	8	2	1	5
3	6	2	8	4	7	5	1
4	7	3	1	5	8	6	2
1	4	8	6	2	5	3	7
8	3	7	5	1	4	2	6
6	1	5	3	7	2	8	4

63페이지 해답 ▶

2	6	4	1	5	3
4	2	6	3	1	5
1	5	3	6	4	2
5	3	1	4	2	6
3	1	5	2	6	4
6	4	2	5	3	1

4	6	2	5	3	1
1	3	5	2	6	4
5	1	3	6	4	2
3	5	1	4	2	6
6	2	4	1	5	3
2	4	6	3	1	5

6	4	2	5	3	1
2	6	4	1	5	3
4	2	6	3	1	5
1	5	3	6	4	2
5	3	1	4	2	6
3	1	5	2	6	4

7	3	5	8	6	2	4	1
4	8	2	5	3	7	1	6
2	6	8	3	1	5	7	4
8	4	6	1	7	3	5	2
5	1	3	6	4	8	2	7
3	7	1	4	2	6	8	5
6	2	4	7	5	1	3	8
1	5	7	2	8	4	6	3

1	8	2	4	6	3	5	7
3	2	4	6	8	5	7	1
8	7	1	3	5	2	4	6
5	4	6	8	2	7	1	3
7	6	8	2	4	1	3	5
2	1	3	5	7	4	6	8
6	5	7	1	3	8	2	4
4	3	5	7	1	6	8	2

제시된 단어를 3분간 외운 다음 종이로 가리고 밑의 기록란에 순서와 관계없이 생각나는 대로 5분 이내에 적기 바랍니다.

완도 감주 화덕 작약 튤립 관복 물개 삼척 등잔 양송이
칼국수 코뿔소 격투기 너구리 돛단배 익모초 삼백초
침례교 간호사 문간방 관광객 동치미 문경시 피부과
잠자리 동충하초 부지깽이

기록란

적합한 숫자나 기호(+, -, ×, ÷)를 ( ) 안에 넣으시오.

4( )6-4=20 5+4( )17=26 3×11-12=( )

3+( )+8=18 12( )3-9=27 15+4-17=( )

7+6+6=( ) 14+9-8=( ) 14×2-13=( )

8+5+( )=21 2×( )-13=17 19-8+15=( )

3×4+9=( ) 15-9+6=( ) 14( )2+8=15

( )+7+7=19 19-8+4=( ) 4( )11-12=32

3( )4-9=3 17-6+8=( ) 21÷7( )14=17

8+3+8=( ) 6( )17-8=15 6+15-12=( )

7+7( )4=18 5+12-8=( ) 16-15( )8=9

6+3-7=( ) 6+15-9=( ) 7+18( )14=11

8+9-4=( ) 12×3-9=( ) 16+8-14=( )

6-3+8=( ) 6+13( )9=10 14+6+7=( )

15( )3+8=13 16-9( )8=15 3×12-13=( )

9-4+3=( ) 9+13( )9=13 ( )+7-16=9

6÷2( )9=12 7+9-12=( ) 5+19-( )=9

3+6+2=( ) 9-4+16=( ) 16÷4+( )=14

5( )6-6=24 6+5+13=( ) 16-13+8=( )

6+4-7=( ) 18-3+6=( ) 12×3-18=( )

9+5-3=( ) 16+6+3=( ) 8+16-7=( )

7+( )-8=8 12+5+7=( ) 18+( )-12=13

월   일

7( )3=14+7   16+5=( )+6   ( )+3=18-4

8+( )=2×9   18-4=7+( )   17( )9=5+3

( )+5=9×3   9+17=( )+6   3( )4=18-6

6( )2=8+4   18-6=( )+5   9( )12=6+15

9( )5=7×2   9+( )=12+8   18+9=3×( )

( )-9=3×6   19-( )=4+3   12+9=3( )7

( )+4=8+9   6+( )=14+9   24-6=12+( )

( )×2=3×6   13+( )=4×7   4+12=( )-5

9+5=6+( )   7( )8=19-4   7+( )=19+6

8-2=9-( )   4( )3=18-6   ( )×2=12+4

9×3=( )+6   16( )3=7+6   7×4=( )+18

5×7=( )-6   18( )3=9-3   6×( )=27-3

3×6=( )÷4   24÷( )=2×3   ( )+17=6+16

6×4=2+( )   3×9=( )+2   ( )-3=28-5

8×3=( )-6   21-9=( )-2   14+( )=3×9

3×6=( )÷2   5×6=12+( )   4×( )=32-4

( )÷6=9-3   24-5=5+( )   24÷6=17-( )

9+5=( )÷5   4( )8=27+5   3×7=17+( )

4+5=( )÷9   6+( )=12×2   3×8=( )+11

8×( )=9+7   8( )3=17+7   16-12=( )÷6

추리문제 6개 칸은 1부터 6까지, 8개 칸은 1부터 8까지 가로, 세로 중복되지 않게 순서에 상관없이 공란에 기입한다.

Grid 1

1		3		2	4
3	1		2		
			4	6	
	6				5
6			5		
	2			5	1

Grid 2

	4				3
2	6		1		
		6			1
	5			2	
5		1	4		2
3			2	4	

Grid 3

4		2			3
	3		2		6
		3		2	
3	5				
6		4		3	
	4	6			1

Grid 4

3		2	5		8	4	6
	5	8		7	6		4
5	1		7			6	
2			8				5
	3		1	5			2
4	8		6		1	5	
8		7		6	5		3
	2		8	4		7	

Grid 5

7	2		4	8			
	8	4		6		7	3
1		8	6		5	3	
8		5	1				6
	2		4			5	1
6	1		3		2		
2		1		3		4	8
	7	3		5	8		2

Grid 1 (좌상)

	6		5		4
	2	5		3	
1			4		3
	3				1
3		4		2	
6					2

Grid 2 (좌중)

	6	4			1
1	4		6		5
		5		6	
				2	4
		3	1		
	2			4	1

Grid 3 (좌하)

5			1	4	
1			3		2
	1			2	4
		2			3
2	6			3	
		6			1

Grid 4 (우상)

	7	1			6	2		4
1	3			7	2		4	8
7			3	5		4		
	4	6			3			1
4	6			2			1	7
8			4			1	5	
	5	7			4		6	2
6						3	1	

Grid 5 (우하)

	1	7		5	2			8
3		4		2				5
8	3		5		4	6		
	8	6		4			3	
1		2		8				3
7		8			3	5		
	7		1	3			2	6
2		3	7		6			4

해답은 다음 페이지에 있습니다.

해답

◀ 68페이지 해답

1	5	3	6	2	4
3	1	5	2	4	6
5	3	1	4	6	2
2	6	4	1	3	5
6	4	2	5	1	3
4	2	6	3	5	1

6	4	2	5	1	3
2	6	4	1	3	5
4	2	6	3	5	1
1	5	3	6	2	4
5	3	1	4	6	2
3	1	5	2	4	6

4	6	2	5	1	3
1	3	5	2	4	6
5	1	3	6	2	4
3	5	1	4	6	2
6	2	4	1	3	5
2	4	6	3	5	1

3	7	2	5	1	8	4	6
1	5	8	3	7	6	2	4
5	1	4	7	3	2	6	8
2	6	1	4	8	7	3	5
7	3	6	1	5	4	8	2
4	8	3	6	2	1	5	7
8	5	7	2	6	5	1	3
6	2	5	8	4	3	7	1

7	2	6	4	8	3	1	5
5	8	4	2	6	1	7	3
1	4	8	6	2	5	3	7
8	3	7	5	1	4	2	6
3	6	2	8	4	7	5	1
6	1	5	3	7	2	8	4
2	5	1	7	3	6	4	8
4	7	3	1	5	8	6	2

69페이지 해답 ▶

2	6	3	5	1	4
4	2	5	1	3	6
1	5	2	4	6	3
5	3	6	2	4	1
3	1	4	6	2	5
6	4	1	3	5	2

3	6	4	2	5	1
1	4	2	6	3	5
4	1	5	3	6	2
6	3	1	5	2	4
2	5	3	1	4	6
5	2	6	4	1	3

5	3	1	4	6	2
1	5	3	6	2	4
3	1	5	2	4	6
6	4	2	5	1	3
2	6	4	1	3	5
4	2	6	3	5	1

5	7	1	3	6	2	8	4
1	3	5	7	2	6	4	8
7	1	3	5	8	4	2	6
2	4	6	8	3	7	5	1
4	6	8	2	5	1	7	3
8	2	4	6	1	5	3	7
3	5	7	1	4	8	6	2
6	8	2	4	7	3	1	5

6	1	7	3	5	2	4	8
3	6	4	8	2	7	1	5
8	3	1	5	7	4	6	2
5	8	6	2	4	1	3	7
1	4	2	6	8	5	7	3
7	2	8	4	6	3	5	1
4	7	5	1	3	8	2	6
2	5	3	7	1	6	8	4

제시된 단어를 3분간 외운 다음 종이로 가리고 밑의 기록란에 순서와 관계없이 생각나는 대로 5분 이내에 적기 바랍니다.

창고 회원 문어 찹쌀 콧등 인천 작살 폭탄 거위 애국가
창업자 창원시 늦가을 떡시루 바랭이 감성돔 봉선화
감수성 인화지 체온계 거제도 교도관 회심곡 콩나물
진료소 다듬잇돌 찌르레기

기록란

적합한 숫자나 기호(+, -, ×, ÷)를 (　　) 안에 넣으시오.

5 + 7 - (　) = 4

7 + 8 - 7 = (　)

6 + 5 (　) 9 = 2

(　) × 2 + 6 = 18

8 + 6 - 4 = (　)

5 + 4 + 8 = (　)

2 (　) 4 + 8 = 16

8 - 3 + 8 = (　)

4 + 7 + 8 = (　)

7 + 4 (　) 5 = 16

8 + 5 - (　) = 6

5 (　) 3 - 8 = 7

9 - 8 + 8 = (　)

8 ÷ 2 + 9 = (　)

7 + (　) + 3 = 16

3 + 6 (　) 4 = 13

12 (　) 4 + 8 = 11

8 ÷ 4 + 7 = (　)

9 + 8 - 6 = (　)

7 + 8 - 4 = (　)

8 + 11 - 4 = (　)

6 + 7 - 11 = (　)

7 + 8 (　) 3 = 18

3 + 15 - 8 = (　)

4 + 13 - 12 = (　)

8 + 15 + 14 = (　)

12 (　) 8 + 9 = 13

14 (　) 2 + 6 = 13

11 × 3 - 16 = (　)

3 + 12 - (　) = 17

3 × 7 - 12 = (　)

12 ÷ 4 + 8 = (　)

9 + 12 - 6 = (　)

8 + 12 + 3 = (　)

9 + 17 - (　) = 18

9 (　) 6 - 12 = 3

6 × 2 + 13 = (　)

21 ÷ 7 × 8 = (　)

3 × 6 + 12 = (　)

14 × 2 - 13 = (　)

4 + 5 + 16 = (　)

16 (　) 12 + 4 = 8

12 × 3 - 12 = (　)

9 - 5 (　) 11 = 15

16 (　) 2 + 12 = 20

14 + (　) + 3 = 27

17 + 6 + 13 = (　)

9 + 14 + 11 = (　)

14 + 8 - (　) = 13

17 × 2 - 18 = (　)

8 + 14 + 12 = (　)

7 × 5 - 18 = (　)

11 - 9 + 16 = (　)

5 + 18 - (　) = 12

15 + 6 - 12 = (　)

3 + 18 - 14 = (　)

6 × 2 + 13 = (　)

4 (　) 3 + 9 = 21

16 + 8 - (　) = 13

13 + 2 + 12 = (　)

3×(   )=6×4　　20-2=3×(   )　　(   )×3=28-7

(   )+7=8+9　　18-7=4(   )7　　(   )-4=12+6

9+9=9(   )2　　9+17=2(   )13　　(   )+4=18+6

3×(   )=9+9　　19-5=(   )×7　　(   )-8=2×15

(   )+9=3×7　　8×(   )=16+8　　3×9=13+(   )

(   )-8=9+7　　6+(   )=24-6　　12+9=(   )-5

8+(   )=7×4　　21-(   )=8+9　　17+7=3×(   )

5(   )2=3+4　　(   )-12=3+7　　7×4=(   )+23

4+3=9(   )2　　(   )+6=9+14　　3(   )5=27-12

3×8=(   )+9　　(   )-6=18-3　　6+(   )=16+8

9+7=5+(   )　　7+(   )=14+8　　7×4=14+(   )

7×3=(   )+7　　(   )-8=21-7　　16+(   )=28-3

3×6=(   )-8　　5×7=(   )+19　　2(   )11=6+16

6+7=4+(   )　　5×6=(   )+11　　4(   )8=21-9

(   )×5=8+7　　21-4=(   )-7　　25(   )8=9+8

3×3=(   )÷3　　24-8=2(   )8　　8×(   )=19+5

(   )÷3=9-1　　33-6=9×(   )　　(   )÷6=12-7

7+5=(   )÷3　　24÷(   )=9-3　　5×3=7+(   )

5×6=(   )+9　　(   )÷7=2×2　　13+5=(   )÷4

(   )+8=9×3　　(   )÷12=8-5　　14-7=(   )÷6

추리문제 6개 칸은 1부터 6까지, 8개 칸은 1부터 8까지 가로, 세로 중복되지 않게 순서에 상관없이 공란에 기입한다.

왼쪽 위 퍼즐 (6×6)

	5			4	2
3		5	2		
	3		4	2	
	6				
			5		1
4		6		1	5

왼쪽 가운데 퍼즐 (6×6)

	6	2		1	
	4		3		
4				2	5
	3		2		1
2		1		6	
5				3	

왼쪽 아래 퍼즐 (6×6)

	3		2		1
1				6	
3		4	6		5
	4				
	6		5	1	
4		5		3	

오른쪽 위 퍼즐 (8×8)

2		1	6		5		3
6		5		4		3	7
	2		4		3	5	
4		3		2			5
		8			4	6	
3	5		7	1		8	4
	6			5	2		8
5	7		1		8	2	

오른쪽 아래 퍼즐 (8×8)

5		4		6	1		3
1	4			2			7
7		6	4		3	1	
	6	2		4			1
6					2	8	
2		1	7		6		8
	7		1	5		6	2
8		7		1	4	2	

2			6		1
4		5			3
	4	2		3	
5					
	6		1		2
6	3			2	

5	3			2			4	8
1		5	3		2			4
					1		3	
8		4	2				7	
	4	2		3	7			1
3	1		5				2	6
7		3		4	8	6		
	8		4	7			1	5

	6	3			2
1		6			
	1				3
	5			4	
6		5	3		4
2			5	3	

	7		1	3			2	6
6		7		5			4	
	6	4			7			5
5	8		2				3	
1		2		8	5			3
		8	4		3			
2	5		7	1			8	4
8		1		7	4			2

	4			5	2
2		3	5		
4	2		1		6
		2		6	
		6			1
3				2	

해답은 다음 페이지에 있습니다.

추리 문제 해답

◀ 74페이지 해답

1	5	3	6	4	2
3	1	5	2	6	4
5	3	1	4	2	6
2	6	4	1	5	3
6	4	2	5	3	1
4	2	6	3	1	5
3	6	2	5	1	4
1	4	6	3	5	2
4	1	3	6	2	5
6	3	5	2	4	1
2	5	1	4	6	3
5	2	4	1	3	6
5	3	6	2	4	1
1	5	2	4	6	3
3	1	4	6	2	5
6	4	1	3	5	2
2	6	3	5	1	4
4	2	5	1	3	6

2	4	1	6	8	5	7	3
6	8	5	2	4	1	3	7
8	2	7	4	6	3	5	1
4	6	3	8	2	7	1	5
1	3	8	5	7	4	6	2
3	5	2	7	1	6	8	4
7	1	6	3	5	2	4	8
5	7	4	1	3	8	2	6
5	8	4	2	6	1	7	3
1	4	8	6	2	5	3	7
7	2	6	4	8	3	1	5
3	6	2	8	4	7	5	1
6	1	5	3	7	2	8	4
2	5	1	7	3	6	4	8
4	7	3	1	5	8	6	2
8	3	7	5	1	4	2	6

75페이지 해답 ▶

2	5	3	6	4	1
4	1	5	2	6	3
1	4	2	5	3	6
5	2	6	3	1	4
3	6	4	1	5	2
6	3	1	4	2	5
4	6	3	1	5	2
1	3	6	4	2	5
5	1	4	2	6	3
3	5	2	6	4	1
6	2	5	3	1	4
2	4	1	5	3	6
6	4	1	3	5	2
2	6	3	5	1	4
4	2	5	1	3	6
1	5	2	4	6	3
5	3	6	2	4	1
3	1	4	6	2	5

5	3	1	7	2	6	4	8
1	7	5	3	6	2	8	4
4	2	8	6	1	5	3	7
8	5	4	2	5	1	7	3
6	4	2	8	3	7	5	1
3	1	7	5	8	4	2	6
7	5	3	1	4	8	6	2
2	8	6	4	7	3	1	5
4	7	5	1	3	8	2	6
6	1	7	3	5	2	4	8
3	6	4	8	2	7	1	5
5	8	2	6	4	1	3	7
1	4	2	6	8	5	7	3
7	2	8	4	6	3	5	1
2	5	3	7	1	6	8	4
8	3	1	5	7	4	6	2

암기문제 제시된 단어를 3분간 외운 다음 종이로 가리고 밑의 기록란에 순서와 관계없이 생각나는 대로 5분 이내에 적기 바랍니다.

안주 집사 검복 화단 집시 완구 필통 하늘 관사 쇠비름
이태백 잡곡밥 견과류 코알라 간헐천 관공서 칵테일
묵비권 보부상 동창회 피스톤 냉각탑 짝사랑 보성군
보스턴 내화벽돌 고어텍스

기록란

계산
문제 · 적합한 숫자나 기호(+, -, ×, ÷)를 ( ) 안에 넣으시오.

4+( )+6=18　　6+17+7=( )　　14÷2+16=( )

8+4+( )=17　　18÷6+7=( )　　12+8+16=( )

8÷4( )8=10　　12÷4+9=( )　　6+13+11=( )

8( )4+9=11　　16+8( )8=16　　15-8+12=( )

7+5-3=( )　　13×2+3=( )　　14-12+8=( )

4( )2+5=13　　8×3-17=( )　　16+7-15=( )

8+7+( )=21　　16( )4+7=11　　2×13-14=( )

9-3-3=( )　　9( )13-9=13　　17-9+13=( )

3×7-7=( )　　7+12+9=( )　　15+5+8=( )

14( )2+4=11　　6+15-6=( )　　18-14+7=( )

4+9-7=( )　　16×2-9=( )　　3( )18-13=8

3×7-8=( )　　9+13-7=( )　　3( )7-14=7

8÷2+7=( )　　9+( )+18=31　　16+6-13=( )

9÷3+6=( )　　13+8-8=( )　　13×2( )17=9

9+( )+7=21　　9-5+12=( )　　14( )2×3=21

5+4+4=( )　　3( )2+15=21　　18( )12+8=14

7-6+8=( )　　8+17-9=( )　　14×2-( )=16

5×4+4=( )　　6+12+2=( )　　17-14+( )=11

9+16-8=( )　　8÷4+14=( )　　18÷3+( )=18

5+8( )4=9　　6×2+13=( )　　18+7-15=( )

$2+(\quad)=6+9$

$(\quad)÷4=4+7$

$(\quad)÷3=9-2$

$(\quad)-6=8+7$

$3+(\quad)=7×2$

$(\quad)+8=3×9$

$7+(\quad)=8×3$

$(\quad)÷3=4+4$

$9+6=(\quad)-5$

$9-2=(\quad)÷3$

$9×3=(\quad)+8$

$4+3=(\quad)÷5$

$3×6=(\quad)-7$

$6+7=3+(\quad)$

$6+9=3×(\quad)$

$6×2=(\quad)-8$

$(\quad)÷7=7-3$

$3+3=(\quad)÷3$

$3×8=(\quad)+6$

$(\quad)÷8=2×2$

$15+8=(\quad)+4$

$19+4=(\quad)-6$

$9+6=21-(\quad)$

$21-6=(\quad)×3$

$(\quad)-4=6+9$

$26-(\quad)=6+7$

$8+(\quad)=25-6$

$19(\quad)4=8+7$

$7(\quad)9=4+12$

$7(\quad)3=18+3$

$18(\quad)2=4+5$

$(\quad)-7=15-3$

$23-7=5+(\quad)$

$15-8=(\quad)÷4$

$21-2=(\quad)+2$

$17-9=(\quad)÷4$

$27-7=4×(\quad)$

$(\quad)÷4=14-8$

$(\quad)÷3=3×3$

$4×(\quad)=25+3$

$(\quad)÷3=18-4$

$4×(\quad)=15+9$

$(\quad)+8=18-3$

$24-(\quad)=8+5$

$17+9=6+(\quad)$

$12+8=27-(\quad)$

$24-8=8(\quad)2$

$7+12=9(\quad)10$

$24(\quad)7=19-2$

$(\quad)-4=12+4$

$7×3=13+(\quad)$

$32-(\quad)=3×8$

$8+(\quad)=7+16$

$21-(\quad)=19-5$

$23-(\quad)=9+8$

$4×7=18+(\quad)$

$5+2=(\quad)÷5$

$17-13=(\quad)÷7$

$3×2=(\quad)÷2$

$18-9=(\quad)÷3$

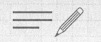

추리 문제 6개 칸은 1부터 6까지, 8개 칸은 1부터 8까지 가로, 세로 중복되지 않게 순서에 상관없이 공란에 기입한다.

1		5			4
	6		5		1
6				5	
3		1			6
	1	3		4	
2					1

3		2	5		6		4
	5		3	7		6	2
5		4			8	2	
	4	7		6			1
6	2		8		1	3	
2		1		8			3
	3	6			2	4	
4		3		2	7		5

		4		5	
3				2	6
	3	5			4
4	6			3	
2			6	3	
				4	2

8	1			7		2	6
5		8	2		1	7	
	3	5		1	6		8
6			3	5		8	4
	2		6			3	
4		7		3	8		2
	8		4			1	
3	4			2		5	1

	1		5		6
	5	1		6	
6			5		4
3	6		4		5
		4			
1					3

Top-left grid

	4			3	6
5		4	2		
	5		6		
1	3				
			1		2
6		5		1	4

Middle-left grid

	1		6		5
	3			4	
		2	4		3
		5		3	
2	6		5		4
6		1			

Bottom-left grid

5		3			
	4		3		1
4		2		1	
		4			5
3			4	6	
	3	5			6

Top-right grid

1	7		8	4			6
1	7		3			8	
4		8			5		
	3	1			8		2
	3		7	2		4	
	8	6		7	3		5
6		2	8		7	5	
8	6		2	5		7	3

Bottom-right grid

4		5		6	1		3
6		7	4			1	
	4		6	2		3	7
2		3			7		
		6	3		2		4
3	7		1	5		6	
	5	2		3	6		8
7		8	5			2	6

해답은 다음 페이지에 있습니다.

추리문제 해답

◀ 80페이지 해답

(1)

1	3	5	2	6	4
4	6	2	5	3	1
6	2	4	1	5	3
3	5	1	4	2	6
5	1	3	6	4	2
2	4	6	3	1	5

6	2	4	1	5	3
3	5	1	4	2	6
1	3	5	2	6	4
4	6	2	5	3	1
2	4	6	3	1	5
5	1	3	6	4	2

4	1	3	5	2	6
2	5	1	3	6	4
6	3	5	1	4	2
3	6	2	4	1	5
5	2	4	6	3	1
1	4	6	2	5	3

3	7	2	5	1	6	8	4
1	5	8	3	7	4	6	2
5	1	4	7	3	8	2	6
8	4	7	2	6	3	5	1
6	2	5	8	4	1	3	7
2	6	1	4	8	5	7	3
7	3	6	1	5	2	4	8
4	8	3	6	2	7	1	5

8	1	3	5	7	4	2	6
5	6	8	2	4	1	7	3
2	3	5	7	1	6	4	8
6	7	1	3	5	2	8	4
1	2	4	6	8	5	3	7
4	5	7	1	3	8	6	2
7	8	2	4	6	3	1	5
3	4	6	8	2	7	5	1

81페이지 해답 ▶

2	4	1	5	3	6
5	1	4	2	6	3
3	5	2	6	4	1
1	3	6	4	2	5
4	6	3	1	5	2
6	2	5	3	1	4

3	1	4	6	2	5
5	3	6	2	4	1
1	5	2	4	6	3
4	2	5	1	3	6
2	6	3	5	1	4
6	4	1	3	5	2

5	1	3	6	2	4
2	4	6	3	5	1
4	6	2	5	1	3
6	2	4	1	3	5
3	5	1	4	6	2
1	3	5	2	4	6

3	1	7	5	8	4	2	6
1	7	5	3	6	2	8	4
4	2	8	6	1	5	3	7
7	5	3	1	4	8	6	2
5	3	1	7	2	6	4	8
2	8	6	4	7	3	1	5
6	4	2	8	3	7	5	1
8	6	4	2	5	1	7	3

4	8	5	2	6	1	7	3
6	2	7	4	8	3	1	5
8	4	1	6	2	5	3	7
2	6	3	8	4	7	5	1
5	1	6	3	7	2	8	4
3	7	4	1	5	8	6	2
1	5	2	7	3	6	4	8
7	3	8	5	1	4	2	6

암기 문제 제시된 단어를 3분간 외운 다음 종이로 가리고 밑의 기록란에 순서와 관계없이 생각나는 대로 5분 이내에 적기 바랍니다.

철판 페루 객사 국회 달력 마담 발해 분수 선박 청교도
오렌지 달나라 천왕봉 천은사 밤나무 군용견 불개미
수필가 개표소 개화당 탐험가 희토류 개구멍 파수꾼
갑상샘 박달나무 달맞이꽃

기록란

적합한 숫자나 기호(+, -, ×, ÷)를 ( ) 안에 넣으시오.

8( )2×4=16   9+14+3=( )   14+7-15=( )

6( )3-7=11   13+7( )7=13   13×2-14=( )

8+6+3=( )   12÷2+( )=15   19-8+13=( )

8÷2+6=( )   6+14-( )=13   17-12+6=( )

4+( )-2=11   16×2+4=( )   14+7-12=( )

7+4+6=( )   9-4+12=( )   13×3-9=( )

9-6+5=( )   11-9+5=( )   12÷3+15=( )

4÷2+8=( )   2( )6+11=23   14+15-8=( )

7×3-9=( )   8-6+15=( )   15+6-( )=13

4+9-7=( )   4×7-16=( )   6( )18-12=12

8÷2+7=( )   8+2( )9=19   5( )6-17=13

9( )3+8=11   5+17-8=( )   16-4( )6=6

9+8-( )=11   12×2-8=( )   6+16-17=( )

3+8+5=( )   9+14-7=( )   3×2+17=( )

5+6-6=( )   7+8-11=( )   16( )4+8=12

7-5+6=( )   18( )6+6=9   14×2-18=( )

4×4-7=( )   16+7-( )=14   17-16+8=( )

7+6-( )=5   ( )÷2+8=15   19+3-15=( )

( )+3-6=6   6÷2+13=( )   16+8-( )=15

6+( )+6=17   7+13-( )=11   12+16-8=( )

$2(\ \ )7=9+5$ $25-6=(\ \ )+4$ $6+(\ \ )=18-2$

$(\ \ )+5=4\times5$ $19-3=5+(\ \ )$ $(\ \ )-2=15+3$

$5+(\ \ )=9-2$ $9+18=(\ \ )-6$ $(\ \ )+8=18+7$

$(\ \ )-6=8+7$ $16-4=(\ \ )+5$ $7+(\ \ )=4\times5$

$2(\ \ )9=9+9$ $9+(\ \ )=18+7$ $27-9=6(\ \ )3$

$(\ \ )+8=3\times7$ $19(\ \ )7=6\times2$ $14+9=6+(\ \ )$

$(\ \ )-2=8+9$ $8(\ \ )7=24-9$ $24-3=7\times(\ \ )$

$3\times(\ \ )=9+9$ $18(\ \ )6=9-6$ $3\times12=9+(\ \ )$

$8\times4=(\ \ )+6$ $2(\ \ )7=9+5$ $6+(\ \ )=19-3$

$6+8=(\ \ )-2$ $(\ \ )\times9=34-7$ $(\ \ )-3=18+4$

$9+2=(\ \ )+7$ $(\ \ )\times3=14+7$ $27-3=14+(\ \ )$

$8+7=(\ \ )\times5$ $25(\ \ )8=8+9$ $6\times(\ \ )=29-5$

$5\times6=5+(\ \ )$ $23-8=(\ \ )+9$ $(\ \ )+4=8+16$

$6\times4=(\ \ )-5$ $14-7=(\ \ )\div6$ $(\ \ )-3=23-6$

$7-5=(\ \ )\div8$ $12+2=(\ \ )\div2$ $12+(\ \ )=3\times8$

$4+2=(\ \ )\div7$ $15-9=(\ \ )\div9$ $3(\ \ )8=18+6$

$(\ \ )\div2=7+4$ $22-8=5+(\ \ )$ $13(\ \ )6=27-8$

$7+2=(\ \ )\div3$ $24-(\ \ )=7+9$ $13+4=24(\ \ )7$

$9\times3=(\ \ )+9$ $(\ \ )\div3=4\times3$ $24+12=6(\ \ )6$

$8+(\ \ )=6\times4$ $(\ \ )\div4=18-9$ $12-3=(\ \ )\div5$

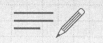

추리 문제 6개 칸은 1부터 6까지, 8개 칸은 1부터 8까지 가로, 세로 중복되지 않게 순서에 상관없이 공란에 기입한다.

1			2	4	
		2			3
6				3	
	5	1		6	
		3			4
2	4		3		1

5		4		3	8		6
7	1		3	5		4	8
		3	8		7		
1		8		7		6	2
	5		7		6		
6		5		4	1		7
		1		8		7	3
8	2		4		3	5	

	1		2		6
5		1	4		2
	5			2	
4		6			
	6				5
6			5	1	

5		1		6		4	8
	3	5		2		8	
7	1		5		4		2
4			5		3		
	4	6		3			5
6		2	4		3	5	
	5		1	4		2	6
8	2			1	5		3

5		3		4	
	4		3		5
	6	2			
			1	5	
3		1		2	
	3	5			4

퍼즐 1 (좌측 상단)

	4				1
	1	3		2	
3			4		2
	3				6
4		2		1	
6			1		5

퍼즐 2 (좌측 중앙)

	1	3		2	
			4		
6	3				1
	6		5		
5		4		3	6
1			3	5	

퍼즐 3 (좌측 하단)

6		4			
		1		6	2
1			2		
		2		1	3
2	4			5	
	1	3			4

퍼즐 4 (우측 상단)

6	2		4			5	3	
	8	6					1	5
2		4	8		1			
	4		6	3		5		1
5		7		8				6
	5	3			8			
7	3		5	2			4	8
3		5	1		2	8		

퍼즐 5 (우측 하단)

2	6		8		7			
6	2		4				1	5
		4		5			6	2
1		2	7		6			
	8			2	6		7	3
	4	1		2	5			7
5		6	3			2	8	
7	3		5					6

해답은 다음 페이지에 있습니다.

추리문제 **해답**

◀ 86페이지 해답

1	3	5	2	4	6
4	6	2	5	1	3
6	2	4	1	3	5
3	5	1	4	6	2
5	1	3	6	2	4
2	4	6	3	5	1
3	1	5	2	4	6
5	3	1	4	6	2
1	5	3	6	2	4
4	2	6	3	5	1
2	6	4	1	3	5
6	4	2	5	1	3
5	1	3	6	4	2
2	4	6	3	1	5
4	6	2	5	3	1
6	2	4	1	5	3
3	5	1	4	2	6
1	3	5	2	6	4

5	7	4	1	3	8	2	6
7	1	6	3	5	2	4	8
4	6	3	8	2	7	1	5
1	3	8	5	7	4	6	2
3	5	2	7	1	6	8	4
6	8	5	2	4	1	3	7
2	4	1	6	8	5	7	3
8	2	7	4	6	3	5	1

5	7	1	3	6	2	4	8
1	3	5	7	2	6	8	4
7	1	3	5	8	4	6	2
4	6	8	2	5	1	3	7
2	4	6	8	3	7	1	5
6	8	2	4	7	3	5	1
3	5	7	1	4	8	2	6
8	2	4	6	1	5	7	3

87페이지 해답 ▶

2	4	6	3	5	1
5	1	3	6	2	4
3	5	1	4	6	2
1	3	5	2	4	6
4	6	2	5	1	3
6	2	4	1	3	5
4	1	3	6	2	5
2	5	1	4	6	3
6	3	5	2	4	1
3	6	2	5	1	4
5	2	4	1	3	6
1	4	6	3	5	2
6	2	4	1	3	5
3	5	1	4	6	2
1	3	5	2	4	6
4	6	2	5	1	3
2	4	6	3	5	1
5	1	3	6	2	4

6	2	8	4	1	5	3	7
4	8	6	2	7	3	1	5
2	6	4	8	5	1	7	3
8	4	2	6	3	7	5	1
5	1	7	3	8	4	2	6
1	5	3	7	4	8	6	2
7	3	1	5	2	6	4	8
3	7	5	1	6	2	8	4
2	6	3	8	4	7	5	1
6	2	7	4	8	3	1	5
3	7	4	1	5	8	6	2
1	5	2	7	3	6	4	8
4	8	1	6	2	5	7	3
5	1	6	3	7	2	8	4
7	3	8	5	1	4	2	6

제시된 단어를 3분간 외운 다음 종이로 가리고 밑의 기록란에 순서와
관계없이 생각나는 대로 5분 이내에 적기 바랍니다.

흑연 파전 천둥 진주 단풍 루비 부처 석산 부추 앵커맨
청송군 천리마 구세주 오륜기 부전승 석양빛 국방부
단오절 반려자 자선가 갱년기 천더기 강원도 편집인
자수정 단편소설 가루비누

기록란

기능 검사

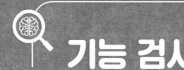

☑ 숫자 읽기

아래 숫자를 숫자(⑩ 4-사, 9-구, 3-삼, 6-육과 같이)로 끝까지 소리 내어 읽고 걸린 시간을 기록한다.　　　　　　　　　　　　　[　　　분　　　초]

```
6 9 5 8 7 3 6 5 7 9 3 6 7 6 8 9 5 9 7 4 6
3 7 9 3 8 6 3 6 9 7 6 5 7 8 4 5 8 3 6 7 5
6 9 3 6 5 9 7 6 5 3 6 9 5 4 5 5 8 4 3 8 4
8 7 3 6 9 5 7 9 3 9 4 6 8 7 8 9 4 6 8 3 7
9 4 7 8 4 7 3 5 9 3 6 8 4 8 7 5 8 9 4 8 6
3 3 7 6 4 9 8 9 4 6 8 7 3 9 7 6 5 8 9 4 6
8 3 4 7 8 3 3 9 8 7 5 3 6 5 7 8 7 3 6 9 7
3 6 5 7 8 4 3 8 6 7 9 3 5 7 6 6 3 8 7 5 5
9 4 6 8 4 9 8 5 7 7 8 5 6 4 4 9 6 7 4 8 4
6 9 3 5 6 4 5 8 4 5 4 7 9 8 4 9 6 3 7 3 9
6 8 5 4 7 9 3 3 4 5 8 5 8 5 4 7 8 3 6 5 4
6 7 6 9 3 5 8 7 6 8 3 4 8 6 9 4 6 7 8 3 6
9 7 6 3 9 6 8 9 9 5 3 4 7 6 9 7 9 5 7 8 4
7 6 3 9 8 4 5 7 8 4 3 8 6 7 9 3 5 7 6 6 3
```

☑ 색채 읽기

위 숫자를 숫자로 읽지 않고 색채(⑩ 5-빨강, 6-파랑, 4-노랑, 7-빨강, 8-검정, 6-초록, 4-보라와 같이)로 소리 내어 읽는다.　　　　　　　[　　　분　　　초]

90

☑ 숫자 계산

숫자를 더해서 십 자리는 제하고 한 자릿수만 적는다. 예를 들어 9와 6을 더하면 15이지만 10은 제하고 5만, 6과 8을 더하면 14이지만 4만, 8과 3은 1을, 3과 7은 0을 숫자와 숫자 사이에 적는다(7. **책의 사용 방법 설명** 참조). 끝까지 한 다음 걸린 시간을 기록한다.　　　　　　　　　　　　**[　　분　　초]**

```
5 4 7 5 8 9 4 8 6 6 8 3 7 5 3 8 4 5 8 6 5 7 9
5 6 9 4 6 9 4 5 3 4 7 8 3 7 8 7 5 8 3 3 5 4 3
6 7 3 8 5 6 6 5 8 7 9 5 9 4 7 8 9 5 3 7 4 4 9
6 8 3 5 7 8 4 3 7 5 4 9 3 8 4 9 4 5 7 4 8 5 9
6 5 7 3 6 9 5 9 4 7 8 7 5 3 8 4 9 5 3 7 4 3 6
7 5 8 4 3 9 6 5 6 5 9 8 3 3 8 6 7 9 4 9 7 5 6
7 9 5 6 3 8 7 9 5 4 7 3 5 8 7 4 6 3 9 8 5 3 6
5 9 3 5 7 9 5 7 3 6 4 7 6 8 4 5 8 5 7 9 6 7 3
4 6 5 8 8 7 4 5 6 5 3 9 4 6 8 3 7 9 6 9 3 7 8
7 6 5 8 7 5 6 8 4 5 8 3 8 6 7 9 5 7 9 6 7 7 4
9 5 4 6 7 9 4 3 7 4 4 9 6 6 8 3 7 5 7 6 9 3 5
7 6 9 8 3 5 6 8 7 3 8 7 3 9 5 3 4 9 5 7 4 7 8
3 9 8 7 6 8 3 7 6 4 9 5 8 5 6 5 8 4 9 3 5 4 8
3 7 9 4 7 9 4 8 3 8 5 7 9 5 3 8 5 7 9 4 5 5 9
3 4 4 6 7 5 8 9 5 6 5 8 6 8 3 7 5 4 9 3 5 4
5 8 6 9 3 5 6 4 7 4 4 6 5 4 5 8 3 7 8 9 5 6 5
6 4 7 8 5 4 8 6 4 5 3 8 7 8 3 8 5 8 9 7 6 3 4
8 9 7 6 8 5 7 8 9 8 3 7 8 7 6 5 9 6 4 6 9 3 4
```

계산문제 적합한 숫자나 기호(+, -, ×, ÷)를 (　　　) 안에 넣으시오.

7+8+(　)=21

4(　)2+9=11

9-6+(　)=10

5+8+6=(　)

6(　)3-9=9

3×8-8=(　)

5+(　)-6=8

8+7(　)4=11

5+8-6=(　)

7+6-2=(　)

9÷3+(　)=11

6+7-8=(　)

8+6-(　)=9

6+8-7=(　)

(　)-2+7=12

3(　)4-8=4

6+4+(　)=18

7+4+5=(　)

8÷2+6=(　)

6+5+6=(　)

4×5-12=(　)

12+2+5=(　)

6÷2+(　)=14

7+13(　)6=26

3+16-(　)=11

16(　)4-2=10

16+5+3=(　)

7-3+8=(　)

16(　)2+7=15

2+15-4=(　)

2(　)7-5=9

2×4+14=(　)

13-8+6=(　)

(　)×3-16=8

7-4+(　)=18

18-3(　)6=9

13×2-14=(　)

15(　)3+9=14

3+16-7=(　)

12×3-14=(　)

4+18-(　)=16

6(　)4-13=11

16+8(　)12=12

12+16+7=(　)

13+8+14=(　)

7+15+14=(　)

15-12+6=(　)

12×2-14=(　)

8-6+13=(　)

18+7-16=(　)

24(　)8+14=17

18(　)7-16=9

17-6+14=(　)

14+16+2=(　)

24÷4+12=(　)

7+15-(　)=16

13+4-11=(　)

18+12-9=(　)

14(　)2-16=12

21-9+11=(　)

4+(　　)=3×6　　18+6=6(　)4　　(　)+6=18+7

(　)+4=3×7　　29+7=6×(　)　　(　)+4=13×3

5+(　　)=9-2　　9+17=(　)+6　　(　)÷4=18-6

6+(　　)=8+9　　18-4=2×(　)　　(　)+7=8+15

2(　)8=7+9　　(　)+6=16+7　　8+19=(　)-5

(　)+8=3×9　　26-(　)=7+8　　22-5=8+(　)

(　)-5=4×6　　7+(　)=14+9　　24-8=(　)+4

7+(　　)=8+6　　19-(　)=8+7　　9+12=6+(　)

9+6=(　)-8　　(　)+5=9+14　　6(　)4=19+5

8+6=(　)÷2　　24-(　)=8+9　　16(　)4=21-17

3+9=(　)÷6　　(　)+3=14+13　　17-2=6(　)9

2×8=(　)÷3　　19-(　)=18-4　　7(　)3=29-8

6×6=7+(　)　　21-3=(　)+9　　14(　)2=16-9

3×7=(　)+9　　5×7=(　)+5　　(　)+8=3×9

6+8=(　)-7　　25-8=(　)+8　　27-(　)=9+12

8×3=(　)-6　　14+3=(　)÷3　　7×(　)=21+7

(　)÷4=7+6　　19-8=(　)÷4　　18-12=(　)÷8

7×4=9+(　)　　(　)÷6=7-4　　14-6=(　)÷7

3×6=(　)+9　　(　)×2=14+4　　3×12=(　)+12

(　)÷8=5-3　　(　)+6=24-7　　7×3=16+(　)

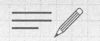

 추리 문제 6개 칸은 1부터 6까지, 8개 칸은 1부터 8까지 가로, 세로 중복되지 않게 순서에 상관없이 공란에 기입한다.

Grid 1 (6×6)

1	3		4		5
		3		5	
				1	4
3		2			
		4	2		3
2	4			3	

Grid 2 (6×6)

3	1				
	3			2	6
1		3		4	
4	2				5
		4		5	
	4		5		1

Grid 3 (6×6)

	1		2		3
		1		3	
	6			5	
6		5	3		4
	5				1
1		6		2	

Grid 4 (8×8)

8	4		2		3		1
4		3			1		
	5		3	7		6	2
7		6			2		8
2	6		4	8		7	
	1	4		3	8		6
3		2	5			8	4
6			8		1	3	

Grid 5 (8×8)

7	1			8	4		2
3		7	1			2	6
	7	1		6		4	
	3		7		6		4
		8			1	3	
8	2		6	1		7	3
	8	2		7	3		1
2		6			7	1	

1번 (좌상단, 6×6)

2		6		1	5
5	1		6		
			4	2	
	3				4
4			5		
	2			5	3

2번 (우상단, 9×9)

3		6	4			7	1	
8	5		1				6	2
	1	7		3	8			6
7			8		3	5		
	7	5					8	4
5		8		4	1			7
	6		2	8		7		
6	3						4	8

3번 (좌중단, 6×6)

4	1			6	
		3	6		1
	2			1	4
1	4		5		
3					
	3		4		5

4번 (우하단, 9×9)

6	2			8	3			5
2		3	8			5		
	4	1		2	5			7
3	7		1				6	2
1			7		6			
	1	6		7			8	4
7	3		5		4			
4		5			6		7	3

5번 (좌하단, 6×6)

6		5		1	
	5		6		1
	3	6			
4			1		2
2		1			
	1	4			3

해답은 다음 페이지에 있습니다.

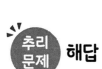

추리문제 해답

◀ 94페이지 해답

94페이지 해답

1	3	6	4	2	5
4	6	3	1	5	2
6	2	5	3	1	4
3	5	2	6	4	1
5	1	4	2	6	3
2	4	1	5	3	6

3	1	5	2	6	4
5	3	1	4	2	6
1	5	3	6	4	2
4	2	6	3	1	5
2	6	4	1	5	3
6	4	2	5	3	1

5	1	4	2	6	3
2	4	1	6	3	6
4	6	3	1	5	2
6	2	5	3	1	4
3	5	2	6	4	1
1	3	6	4	2	5

8	4	7	2	6	3	5	1
4	8	3	6	2	7	1	5
1	5	8	3	7	4	6	2
7	3	6	1	5	2	4	8
2	6	1	4	8	5	7	3
5	1	4	7	3	8	2	6
3	7	2	5	1	6	8	4
6	2	5	8	4	1	3	7

7	1	3	5	8	4	6	2
3	5	7	1	4	8	2	6
5	7	1	6	3	2	4	8
1	3	5	7	2	6	8	4
4	6	8	2	5	1	3	7
8	2	4	6	1	5	7	3
6	8	2	7	3	5	1	4
2	4	6	8	3	7	1	5

95페이지 해답 ▶

95페이지 해답

2	4	6	3	1	5
5	1	3	6	4	2
3	5	1	4	2	6
1	3	5	2	6	4
4	6	2	5	3	1
6	2	4	1	5	3

4	1	5	2	6	3
2	5	3	6	4	1
5	2	6	3	1	4
1	4	2	5	3	6
3	6	4	1	5	2
6	3	1	4	2	5

6	2	5	3	1	4
3	5	2	6	4	1
1	3	6	4	2	5
4	6	3	1	5	2
2	4	1	5	3	6
5	1	4	2	6	3

3	8	6	4	2	7	1	5
8	5	3	1	7	4	6	2
4	1	7	5	3	8	2	6
7	4	2	8	6	3	5	1
2	7	5	3	1	6	8	4
5	2	8	6	4	1	3	7
1	6	4	2	8	5	7	3
6	3	1	7	5	2	4	8

6	2	7	4	8	3	1	5
2	6	3	8	4	7	5	1
8	4	1	6	2	5	3	7
3	7	4	1	5	8	6	2
1	5	2	7	3	6	4	8
5	1	6	3	7	2	8	4
7	3	8	5	1	4	2	6
4	8	5	2	6	1	7	3

제시된 단어를 3분간 외운 다음 종이로 가리고 밑의 기록란에 순서와 관계없이 생각나는 대로 5분 이내에 적기 바랍니다.

효자 체스 후궁 큰집 거실 교복 봄비 니켈 들꿩 에디슨
채소밭 청포도 일갓집 거식증 봄나물 라디오 새만금
교육청 다리미 바른팔 포장지 감정사 출석표 자화상
횡성군 소리굽쇠 단군신화

기록란

97

적합한 숫자나 기호(+, -, ×, ÷)를 ( ) 안에 넣으시오.

6 + 5 - 4 = (   )　　　16+7+2=(   )　　　8(   )3-8=16

7 + (   ) - 8 = 8　　　2+15+6=(   )　　　18+3(   )12=9

9 - 4 (   ) 3 = 8　　　9-2+13=(   )　　　17+4-13=(   )

4 × 4 + 3 = (   )　　　7+(   )+16=25　　　14(   )7+15=17

8 (   ) 2 + 6 = 10　　　12(   )6+9=11　　　12+7+15=(   )

(   ) - 5 + 6 = 9　　　3×12-17=(   )　　　4+12+11=(   )

5 + 9 (   ) 8 = 22　　　16-5(   )8=19　　　2×14(   )15=13

3 × 6 - 7 = (   )　　　5+13-6=(   )　　　(   )-7+12=16

6 ÷ 3 + 8 = (   )　　　16÷4+7=(   )　　　5+16-15=(   )

9 (   ) 3 + 8 = 11　　　9+7(   )12=4　　　18-12+6=(   )

3 (   ) 4 + 5 = 12　　　8(   )2+14=18　　　16-12+7=(   )

2 × 6 - 4 = (   )　　　12(   )2-9=15　　　8+15-12=(   )

8 (   ) 7 - 3 = 12　　　2×8-12=(   )　　　17-8+14=(   )

6 + 5 - 3 = (   )　　　2×5+13=(   )　　　(   )-13+8=11

6 + 8 + 4 = (   )　　　7+3+16=(   )　　　12+13+4=(   )

3 × 7 - 7 = (   )　　　3+15+(   )=21　　　15+8-17=(   )

2 × 13 - 5 = (   )　　　6-5+15=(   )　　　7+15(   )14=8

7 + 5 + (   ) = 15　　　12-4+8=(   )　　　2×14-12=(   )

3 × 6 + 4 = (   )　　　(   )+8-13=6　　　12-7+16=(   )

6 ÷ 2 + 6 = (   )　　　8+5+12=(   )　　　8+11-7=(   )

6(   )2=3×4   2×15=(   )+4   12+(   )=12×3

8(   )7=6+9   19(   )7=6+6   (   )-4=17+3

9(   )2=5+2   9+7=14(   )2   12(   )3=18-3

8(   )4=8-6   12+9=7(   )3   (   )+4=6+15

(   )-9=7+2   18(   )6=6-3   8+19=7+(   )

(   )+4=7+6   (   )+7=16+3   3×9=18+(   )

6+(   )=8+8   21-(   )=6+9   24-5=(   )+6

(   )×2=9+9   19(   )7=4×3   3×12=9+(   )

9+7=(   )×4   (   )×7=19+9   9×(   )=29-2

6+9=(   )-6   4×8=24+(   )   (   )-4=18+7

9+2=(   )-5   (   )+5=14+7   7×5=24+(   )

3×7=4+(   )   (   )+8=19-4   3(   )12=28+8

9-4=(   )÷5   18-3=(   )+9   (   )+12=16×2

7+5=(   )÷3   5×8=(   )+27   (   )×6=21-3

5+2=(   )÷7   21-4=(   )+2   (   )+4=9×3

9-3=(   )÷6   18-4=3+(   )   (   )÷4=5+8

(   )÷4=7+1   19-8=(   )-7   14+4=(   )÷3

3×8=13+(   )   24+(   )=4×7   3×2=(   )÷5

6×6=(   )+9   (   )÷7=11-6   4×2=(   )÷2

(   )+7=3×8   (   )÷2=12-4   5×5=(   )+13

6개 칸은 1부터 6까지, 8개 칸은 1부터 8까지 가로, 세로 중복되지 않게 순서에 상관없이 공란에 기입한다.

Grid 1 (6×6)

1	4				
		2		1	5
	2		6		
			3		4
	1	3		2	
6		5	1		2

Grid 2 (6×6)

	3			2	
2				4	6
		5	3		2
1				3	
3		4	2		
		6		1	3

Grid 3 (6×6)

4			3		
	5				
6		1		2	4
	6		2		1
	2	6		1	
1		2		3	

Grid 4 (8×8)

5	2		7	3		4	8
8		4	2		1		
	7	6			3		5
7	4			5		6	
3		7			4		6
	6			7		8	4
6		2	8		7	5	
	1	8		2	5		7

Grid 5 (8×8)

6		2	4			5	1
	3	5		2			4
8	2		6		5	7	
5		1		6		4	8
	5			4	8		6
7		3	5		4	6	
	6		2	5			7
2		6			7		5

퍼즐 1 (좌상단)

2		1		6	
		3	6		5
1				5	
	2		1	3	
3			5		4
6					1

퍼즐 2 (좌중단)

	2		1		6
		6		5	
	6	2			4
			4		
4	1		6		5
2		1	4		

퍼즐 3 (좌하단)

	1		3		2
2				4	
6		1	5		4
	6			5	
	4		6	3	
5		6			

퍼즐 4 (우상단)

	1		5	3		2	6
6	3		7		2	4	
3		6		2	7		5
	6					7	3
7	4		8		3		
2		5		1		8	4
	5	3	1		4		
5	2				4	1	7

퍼즐 5 (우하단)

	7		1	5		6	2
1	5		7		6		
7		8		1		2	6
	6		8			7	5
	1		3		2		4
8		1		2		3	
	8		2	6		7	3
6		7	4		3		5

해답은 다음 페이지에 있습니다.

◀ 100페이지 해답

1	4	6	2	5	3
3	6	2	4	1	5
5	2	4	6	3	1
2	5	1	3	6	4
4	1	3	5	2	6
6	3	5	1	4	2

6	3	1	5	2	4
2	5	3	1	4	6
4	1	5	3	6	2
1	4	2	6	3	5
3	6	4	2	5	1
5	2	6	4	1	3

4	1	5	3	6	2
2	5	3	1	4	6
6	3	1	5	2	4
3	6	4	2	5	1
5	2	6	4	1	3
1	4	2	6	3	5

5	2	1	7	3	6	4	8
8	5	4	2	6	1	7	3
2	7	6	4	8	3	1	5
7	4	3	1	5	8	6	2
3	8	7	5	1	4	2	6
1	6	5	3	7	2	8	4
6	3	2	8	4	7	5	1
4	1	8	6	2	5	3	7

6	8	2	4	7	3	5	1
1	3	5	7	2	6	8	4
8	2	4	6	1	5	7	3
5	7	1	3	6	2	4	8
3	5	7	1	4	8	2	6
7	1	3	5	8	4	6	2
4	6	8	2	5	1	3	7
2	4	6	8	3	7	1	5

101페이지 해답 ▶

2	5	1	4	6	3
4	1	3	6	2	5
1	4	6	3	5	2
5	2	4	1	3	6
3	6	2	5	1	4
6	3	5	2	4	1

5	2	4	1	3	6
1	4	6	3	5	2
3	6	2	5	1	4
6	3	5	2	4	1
4	1	3	6	2	5
2	5	1	4	6	3

4	1	5	3	6	2
2	5	3	1	4	6
6	3	1	5	2	4
3	6	4	2	5	1
1	4	2	6	3	5
5	2	6	4	1	3

4	1	7	5	3	8	2	6
6	3	1	7	5	2	4	8
3	8	6	4	2	7	1	5
1	6	4	2	8	5	7	3
7	4	2	8	6	3	5	1
2	7	5	3	1	6	8	4
8	5	3	1	7	4	6	2
5	2	8	6	4	1	3	7

3	7	4	1	5	8	6	2
1	5	2	7	3	6	4	8
7	3	8	5	1	4	2	6
2	6	3	8	4	7	5	1
5	1	6	3	7	2	8	4
8	4	1	6	2	5	3	7
4	8	5	2	6	1	7	3
6	2	7	4	8	3	1	5

제시된 단어를 3분간 외운 다음 종이로 가리고 밑의 기록란에 순서와 관계없이 생각나는 대로 5분 이내에 적기 바랍니다.

> 예금 예물 대구 왕자 교주 부각 서자 떡국 볼락 옆구리
> 출생계 일기장 교환원 포유류 거부권 출사표 청진기
> 다식판 서오릉 바이킹 라일락 강동구 타이어 팔색조
> 갑각류 바나나킥 광증폭기

기록란

적합한 숫자나 기호(+, -, ×, ÷)를 (　　) 안에 넣으시오.

3×7-8=(　　)

8÷2+6=(　　)

8(　　)2-4=12

6+9+2=(　　)

7-5(　　)9=11

4+9+8=(　　)

9(　　)3+9=12

6+7-9=(　　)

9+8(　　)6=11

3+8+7=(　　)

5+6-8=(　　)

(　　)-7+6=8

4×2+5=(　　)

7+6-3=(　　)

9-4+7=(　　)

3+(　　)+6=17

7×2-8=(　　)

16÷2+6=(　　)

8+9-4=(　　)

6+6+2=(　　)

2+6+17=(　　)

9+7-12=(　　)

13+11(　　)7=17

12÷6(　　)7=9

4(　　)2+14=16

6+15-7=(　　)

15-7(　　)3=11

13×2-7=(　　)

12×2+5=(　　)

9(　　)2-11=7

17+2-5=(　　)

18-9+5=(　　)

12+5+3=(　　)

8÷2+14=(　　)

(　　)÷2+15=17

6+13+3=(　　)

3+6+14=(　　)

6+19-8=(　　)

9+7-13=(　　)

9+(　　)-15=6

9+(　　)-14=11

16+7-18=(　　)

12×2-13=(　　)

19-7+17=(　　)

6+13+(　　)=22

2(　　)15-13=17

12÷4×6=(　　)

21(　　)3+8=15

18+9-16=(　　)

14÷2+13=(　　)

15-12(　　)8=11

4×3+12=(　　)

8-(　　)+13=17

18+4-13=(　　)

16+9-15=(　　)

12+11+7=(　　)

12+7+13=(　　)

5+(　　)-13=8

16+12-6=(　　)

8+12-14=(　　)

$4+(\quad)=4\times6$ $11\times4=(\quad)+3$ $17-(\quad)=8+6$

$(\quad)+18=3\times8$ $19-7=(\quad)+6$ $8+(\quad)=13\times3$

$5+(\quad)=9\times3$ $19+7=(\quad)-6$ $(\quad)+4=18+6$

$(\quad)\div5=8-3$ $12+6=(\quad)+3$ $(\quad)-2=16+5$

$(\quad)\div9=7-4$ $9+(\quad)=22+3$ $18+9=6+(\quad)$

$(\quad)+8=3\times6$ $26-(\quad)=6+8$ $12+9=(\quad)+8$

$4(\quad)2=8-2$ $3+(\quad)=14+9$ $21-6=5+(\quad)$

$9(\quad)2=3\times6$ $19(\quad)2=8+9$ $8+17=9+(\quad)$

$9-4=15(\quad)3$ $9(\quad)3=18-6$ $6\times(\quad)=17+7$

$3+9=4(\quad)3$ $24(\quad)2=5+7$ $31-(\quad)=12+8$

$4\times8=(\quad)+7$ $7(\quad)3=14+7$ $7\times3=(\quad)+6$

$7+9=(\quad)-3$ $(\quad)+8=18+6$ $26(\quad)9=9+8$

$7\times2-4=5+(\quad)$ $13+8=(\quad)+6$ $7+(\quad)=12\times3$

$6\times4=(\quad)+8$ $7+4=(\quad)\div5$ $(\quad)-4=21-3$

$7+9=(\quad)-6$ $21-9=(\quad)\div3$ $(\quad)+2=19+8$

$3\times9=(\quad)+8$ $18-5=(\quad)\div4$ $(\quad)+7=2\times15$

$(\quad)\div4=7-3$ $18-6=(\quad)+5$ $6+2=(\quad)\div5$

$(\quad)\div3=3+4$ $(\quad)+4=13+9$ $6-2=(\quad)\div7$

$3+3=(\quad)\div6$ $(\quad)\times7=12+9$ $13-4=(\quad)\div3$

$(\quad)\div5=4+4$ $3\times(\quad)=18+9$ $18-9=(\quad)\div4$

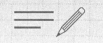

 추리 문제 6개 칸은 1부터 6까지, 8개 칸은 1부터 8까지 가로, 세로 중복되지 않게 순서에 상관없이 공란에 기입한다.

1			3		2
3		2			4
	2	4		3	
2					
	1		6		5
6	3			4	

3		2		4	
		6	4		5
	1			6	
2				3	
4		3	1		
	2			1	4

	2				1
1			2	5	
	6		4		
6		5		4	2
	1	3			6
			3	6	

8		7	3		1		
3		2		8		1	5
	2		1		7		
2		1		7	3		4
	8		7	1		2	
7		6	2		8		1
	1	4		2	6		
1	5		4	6		7	3

2		6	8		7	1	
	2			1		7	3
5		1	3		2		8
3	5			4		2	
	8		4			5	1
4		8		5	1		7
	3		7		6	8	
7		3		8		6	2

퍼즐 1

	5		1		6
	1			6	
6			5		4
3		4			1
	2	6		1	
			6		5

퍼즐 2

	2	5			6
1		2		6	3
			2		
2	6				4
	4		3		
3		4		2	

퍼즐 3

		1	4		
		3		4	1
4			2		
		2		3	6
3	6			5	
5		6			4

퍼즐 4

5	1					8		7
		1			3	5		
7	3			4	8		5	1
3			2	8		6		
		7			1		6	2
4	8			1		7		6
6			5	3		1	4	
	5	8			2		7	3

퍼즐 5

8	1		6			5		7
	5	8		6			7	
1		5	7			6		8
7	8		5	1			2	
	4			5	8			2
6		2	4			3	1	
	3			4				1
5	6		3			2		4

해답은 다음 페이지에 있습니다.

◀ 106페이지 해답

1	4	6	3	5	2
3	6	2	5	1	4
5	2	4	1	3	6
2	5	1	4	6	3
4	1	3	6	2	5
6	3	5	2	4	1

3	5	2	6	4	1
1	3	6	4	2	5
5	1	4	2	6	3
2	4	1	5	3	6
4	6	3	1	5	2
6	2	5	3	1	4

5	2	4	6	3	1
1	4	6	2	5	3
3	6	2	4	1	5
6	3	5	1	4	2
4	1	3	5	2	6
2	5	1	3	6	4

8	4	7	3	5	1	6	2
3	7	2	6	8	4	1	5
6	2	5	1	3	7	4	8
2	6	1	5	7	3	8	4
4	8	3	7	1	5	2	6
7	3	6	2	4	8	5	1
5	1	4	8	2	6	3	7
1	5	8	4	6	2	7	3

2	4	6	8	3	7	1	5
8	2	4	6	1	5	7	3
5	7	1	3	6	2	4	8
3	5	7	1	4	8	2	6
6	8	2	4	7	3	5	1
4	6	8	2	5	1	3	7
1	3	5	7	2	6	8	4
7	1	3	5	8	4	6	2

107페이지 해답 ▶

2	5	3	1	4	6
4	1	5	3	6	2
6	3	1	5	2	4
3	6	4	2	5	1
5	2	6	4	1	3
1	4	2	6	3	5

4	2	5	1	3	6
1	5	2	4	6	3
5	3	6	2	4	1
2	6	3	5	1	4
6	4	1	3	5	2
3	1	4	6	2	5

6	3	1	4	2	5
2	5	3	6	4	1
4	1	5	2	6	3
1	2	4	5	3	6
3	6	4	1	5	2
5	2	6	3	1	4

5	1	4	2	6	8	3	7
2	6	1	7	3	5	8	4
7	3	6	4	8	2	5	1
3	7	2	8	4	6	1	5
8	4	7	5	1	3	6	2
4	8	3	1	5	7	2	6
6	2	5	3	7	1	4	8
1	5	8	6	2	4	7	3

8	1	4	6	2	5	3	7
4	5	8	2	6	1	7	3
1	2	5	7	3	6	4	8
7	8	3	5	1	4	2	6
3	4	7	1	5	8	6	2
6	7	2	4	8	3	1	5
2	3	6	8	4	7	5	1
5	6	1	3	7	2	8	4

제시된 단어를 3분간 외운 다음 종이로 가리고 밑의 기록란에 순서와 관계없이 생각나는 대로 5분 이내에 적기 바랍니다.

> 잡채 와인 화가 하마 간판 과자 동해 보살 문어 양양군
> 이층집 견본품 질투심 카페인 핀란드 삼도봉 캥거루
> 무화과 보물섬 동양인 채송화 냉동고 집배원 옻나무
> 피아노 집게벌레 돼지감자

기록란

적합한 숫자나 기호(+, -, ×, ÷)를 (   ) 안에 넣으시오.

5＋9＋4＝(   ) 　6－5＋8＝(   ) 　2×6＋13＝(   )

4＋2(   )9＝15 　(   )＋6－9＝14 　14－7－2＝(   )

6÷2＋3＝(   ) 　18(   )3＋4＝10 　6＋16－17＝(   )

3(   )4－2＝10 　6＋14－7＝(   ) 　16－14＋6＝(   )

(   )＋6＋5＝18 　13＋5－2＝(   ) 　6(   )18－17＝7

3(   )2＋8＝14 　12＋3＋4＝(   ) 　3×2(   )12＝18

(   )＋4＋8＝15 　12(   )4＋7＝10 　16(   )2＋11＝19

4÷2(   )8＝10 　6＋12－7＝(   ) 　3(   )5＋6＝21

9＋8(   )7＝10 　12×2－8＝(   ) 　14＋9－13＝(   )

(   )＋8＋7＝18 　9＋4－6＝(   ) 　12÷6×6＝(   )

7(   )2－8＝6 　12－7(   )4＝9 　8×5－18＝(   )

8－4(   )9＝13 　8(   )6＋11＝13 　8×3－19＝(   )

3×5－4＝(   ) 　7＋12－6＝(   ) 　2(   )16－9＝23

8＋7－9＝(   ) 　2(   )4＋13＝21 　16＋2－12＝(   )

7－2＋8＝(   ) 　8(   )3＋4＝15 　13＋8－(   )＝9

5＋7－7＝(   ) 　6＋14＋(   )＝23 　15＋12＋4＝(   )

3×7－9＝(   ) 　5＋11＋8＝(   ) 　14＋8－12＝(   )

4×2＋7＝(   ) 　7－4＋17＝(   ) 　7＋12＋13＝(   )

6＋3＋6＝(   ) 　6＋8－(   )＝9 　2＋13－5＝(   )

2×6＋9＝(   ) 　9＋6－12＝(   ) 　11－6＋17＝(   )

8×(   )=6×4　　3×12=(   )+14　　16+6=(   )-7

8(   )2=9+7　　9×2=24-(   )　　24(   )4=9-3

5(   )8=9+4　　19+7=(   )+5　　(   )+3=28-7

9(   )2=4+3　　18+6=(   )-4　　2×(   )=9+15

(   )÷5=6+3　　24+(   )=4×8　　18+19=8+(   )

9+(   )=3×8　　(   )+7=16×2　　12+9=18+(   )

(   )+14=8×4　　6+(   )=14+9　　24-11=9+(   )

(   )×5=9+6　　29-(   )=14+7　　16+8=4×(   )

3×9=(   )+9　　(   )×9=21+6　　18+(   )=3×12

4×8=(   )+7　　(   )-4=3×9　　(   )÷6=21-11

5×4=9+(   )　　7+(   )=12×3　　3+7=(   )÷7

5×5=(   )+4　　18(   )3=15-9　　(   )÷8=15-8

12-3=(   )÷5　　12-8=(   )÷8　　(   )+8=6×16

6+7=(   )÷3　　15-6=(   )÷6　　(   )×13=24+2

7-2=(   )÷6　　21-9=(   )÷4　　8×(   )=27+5

4×7=(   )-6　　5×7=13+(   )　　7×(   )=28-7

(   )+7=4×6　　19-8=7+(   )　　15-6=(   )÷5

7×3=3+(   )　　(   )+9=14+13　　14-9=(   )÷7

8-4=(   )÷9　　27-(   )=9+9　　14-11=(   )÷8

2+6=(   )÷4　　3(   )12=28+8　　14×2=8+(   )

 6개 칸은 1부터 6까지, 8개 칸은 1부터 8까지 가로, 세로 중복되지 않게 순서에 상관없이 공란에 기입한다.

Top-left (6×6):

	4			3	6
3		4	1		
	2			3	1
2	5				
			2		
6		1		2	5

Middle-left (6×6):

		5	1		2
2		1		6	4
			5		
	4		2		3
	6			1	
5		4		3	

Bottom-left (6×6):

4			3		
	5	3			4
3			2	4	
			5		3
2	6			3	
		1	4		2

Top-right (8×8):

4		3	1			6	2
	5	1			6		
8	3		5		4		6
		5		7		8	4
3		2	8		7		
7	2		4	8		1	5
	4			6	1		3
1	4		6		5	3	

Bottom-right (8×8):

3	5			6		7	4
	2	5		3			1
6		3	5		4	2	
	4		1	5		6	3
		4			5		8
4	6		3	7		8	
1		6			7		2
	7	2		8		1	6

Grid 1 (top-left)

	5			6	4
4		3		2	
					2
	6		4	1	
1			2		3
5		4			1

Grid 2 (middle-left)

	2	6			3
1			6		
	6				1
	3			2	
4		5	3		2
2			1	4	

Grid 3 (bottom-left)

3	5		4		
1			2		
	6	2			3
			1	3	
2		6		5	
	1		6		4

Grid 4 (top-right)

5		1		7	4			2
7		3			6	8		
	6		1	5			4	8
8		4		2	7			
6	1		4			7		
	4	5		3	8			6
4			2		3	5		
2		6	8			3	7	

Grid 5 (bottom-right)

3			2		1	4		
1	4		8	3		2		
	1	3		8	4		2	
4			3			5	8	
	5	7		4		3		
7		4	6		5			3
5	8		4	7		6		
	3	5		2		1		

해답은 다음 페이지에 있습니다.

추리 문제 **해답**

◀ 112페이지 해답

1	4	2	5	3	6
3	6	4	1	5	2
5	2	6	3	1	4
2	5	3	6	4	1
4	1	5	2	6	3
6	3	1	4	2	5

6	3	5	1	4	2
2	5	1	3	6	4
4	1	3	5	2	6
1	4	6	2	5	3
3	6	2	4	1	5
5	2	4	6	3	1

4	2	6	3	5	1
1	5	3	6	2	4
3	1	5	2	4	6
6	4	2	5	1	3
2	6	4	1	3	5
5	3	1	4	6	2

4	7	3	1	5	8	6	2
2	5	1	7	3	6	4	8
8	3	7	5	1	4	2	6
6	1	5	3	7	2	8	4
3	6	2	8	4	7	5	1
7	2	6	4	8	3	1	5
5	8	4	2	6	1	7	3
1	4	8	6	2	5	3	7

3	5	8	2	6	1	7	4
8	2	5	7	3	6	4	1
6	8	3	5	1	4	2	7
2	4	7	1	5	8	6	3
7	1	4	6	2	5	3	8
4	6	1	3	7	2	8	5
1	3	6	8	4	7	5	2
5	7	2	4	8	3	1	6

113페이지 해답 ▶

2	5	1	3	6	4
4	1	3	5	2	6
6	3	5	1	4	2
3	6	2	4	1	5
1	4	6	2	5	3
5	2	4	6	3	1

5	2	6	4	1	3
1	4	2	6	3	5
3	6	4	2	5	1
6	3	1	5	2	4
4	1	5	3	6	2
2	5	3	1	4	6

3	5	1	4	6	2
1	3	5	2	4	6
4	6	2	5	1	3
6	2	4	1	3	5
2	4	6	3	5	1
5	1	3	6	2	4

5	8	1	3	7	4	6	2
7	2	3	5	1	6	8	4
3	6	7	1	5	2	4	8
8	3	4	6	2	7	1	5
6	1	2	4	8	5	7	3
1	4	5	7	3	8	2	6
4	7	8	2	6	3	5	1
2	5	6	8	4	1	3	7

3	6	8	2	5	1	4	7
1	4	6	8	3	7	2	5
6	1	3	5	8	4	7	2
4	7	1	3	6	2	5	8
2	5	7	1	4	8	3	6
7	2	4	6	1	5	8	3
5	8	2	4	7	3	6	1
8	3	5	7	2	6	1	4

제시된 단어를 3분간 외운 다음 종이로 가리고 밑의 기록란에 순서와 관계없이 생각나는 대로 5분 이내에 적기 바랍니다.

홍삼 알밤 장군 과객 동무 무쇠 사장 사돈 시인 질그릇
양복점 내무반 제우스 간월도 동메달 하와이 살쾡이
보관료 무늬목 공청회 결빙기 이질녀 개구리 홍두깨
무주군 개름뱅이 남방불교

기록란

계산문제　적합한 숫자나 기호(+, -, ×, ÷)를 (　　　) 안에 넣으시오.

9 - 5 (　) 2 = 6　　4 × 4 + 12 = (　)　　6 + 13 - (　) = 8

6 (　) 2 - 5 = 7　　11 × 3 - 8 = (　)　　12 + 8 (　) 7 = 13

6 (　) 3 + 8 = 11　　12 × 2 - 9 = (　)　　17 + 9 - 15 = (　)

4 + 8 + 7 = (　)　　3 × 6 - 13 = (　)　　14 ÷ 2 + 9 = (　)

3 (　) 6 - 2 = 7　　9 + (　) - 12 = 5　　16 - 12 + 9 = (　)

5 + 6 + 9 = (　)　　13 × 2 - 17 = (　)　　4 + 18 - 15 = (　)

3 × 7 - 8 = (　)　　12 (　) 6 - 7 = 11　　3 (　) 2 + 17 = 23

9 + (　) + 2 = 18　　3 × 4 + 12 = (　)　　16 (　) 2 + 8 = 16

7 + 8 + (　) = 18　　13 + 2 - 9 = (　)　　7 × 2 + 12 = (　)

8 + (　) + 2 = 16　　2 (　) 6 + 11 = 23　　(　) - 7 + 17 = 20

3 × 4 + 6 = (　)　　17 - 8 (　) 2 = 11　　6 + 15 + 12 = (　)

8 (　) 2 + 7 = 11　　19 - 8 - 5 = (　)　　3 × 7 (　) 13 = 8

2 × 6 + 4 = (　)　　16 - 9 + 4 = (　)　　4 × 8 - 17 = (　)

8 ÷ 4 + 9 = (　)　　8 + 12 (　) 7 = 13　　9 + 16 - 14 = (　)

7 + (　) - 7 = 8　　9 (　) 3 + 14 = 17　　6 + 13 - 8 = (　)

2 × 6 + 7 = (　)　　8 + 16 - 7 = (　)　　7 + 14 - 12 = (　)

7 + 2 + 4 = (　)　　8 + 14 - 6 = (　)　　3 × 7 - 9 = (　)

8 ÷ 4 + 8 = (　)　　12 × 2 + 5 = (　)　　9 + 9 - 12 = (　)

7 (　) 6 + 4 = 17　　18 ÷ 3 (　) 7 = 13　　12 × 3 - 18 = (　)

3 × 6 - 2 = (　)　　12 (　) 2 - 8 = 16　　9 - 4 + 12 = (　)

$(\quad)+4=8\times3$　　$14-3=(\quad)+4$　　$(\quad)\times7=28-7$

$(\quad)-7=7+6$　　$19-5=(\quad)-6$　　$15(\quad)4=5+6$

$6+(\quad)=9+8$　　$19+7=(\quad)-6$　　$20(\quad)4=28-4$

$7+(\quad)=4\times6$　　$12\times3=6+(\quad)$　　$7(\quad)3=6+15$

$(\quad)+9=7\times2$　　$9\times(\quad)=27+9$　　$8+8=(\quad)+3$

$(\quad)-7=8+8$　　$4\times(\quad)=16+8$　　$3\times9=18+(\quad)$

$(\quad)+5=7+8$　　$6+(\quad)=4\times9$　　$24-5=9+(\quad)$

$(\quad)\times2=9+7$　　$27-(\quad)=4\times4$　　$4\times8=27+(\quad)$

$5\times5=(\quad)+6$　　$(\quad)+6=2\times9$　　$14+(\quad)=3\times9$

$3\times6=4+(\quad)$　　$(\quad)+5=28-7$　　$(\quad)+7=22+4$

$3+9=6(\quad)6$　　$5+(\quad)=14+3$　　$7\times3=(\quad)+6$

$5+2=9(\quad)2$　　$(\quad)+8=5\times6$　　$(\quad)\times3=29-5$

$3\times6=8+(\quad)$　　$13-8=9-(\quad)$　　$(\quad)+4=6+16$

$9+9=3(\quad)6$　　$5\times4=(\quad)+6$　　$(\quad)\div3=11+3$

$9-5=8(\quad)2$　　$21-4=(\quad)-8$　　$(\quad)\div4=16-8$

$3\times3=(\quad)\div3$　　$3\times12=9+(\quad)$　　$(\quad)\div7=20\div5$

$(\quad)\div7=8\div2$　　$29-8=5+(\quad)$　　$4\times6=5+(\quad)$

$5+3=(\quad)\div6$　　$21-(\quad)=7+8$　　$17-8=(\quad)\div4$

$4+3=(\quad)\div5$　　$7\times(\quad)=21+7$　　$6\times5=25+(\quad)$

$(\quad)\div6=7-4$　　$7+(\quad)=15+8$　　$6\times4=6+(\quad)$

6개 칸은 1부터 6까지, 8개 칸은 1부터 8까지 가로, 세로 중복되지 않게 순서에 상관없이 공란에 기입한다.

퍼즐 1 (6×6)

1		2	6		5
	6			5	
5		6			3
			4		
4	1		3		
		1		2	4

퍼즐 2 (6×6)

		2		1	5
1	4		2		3
	2	4		3	
					4
6		5			
	1		5	2	

퍼즐 3 (6×6)

		6	3		
		4		5	2
1			5		
		5		6	3
2			6	4	
6			1		5

퍼즐 4 (8×8)

	7	3		5		6	2
8	3			1	4		6
		2			7	5	
7		6		8			5
1	4		6		5	3	
		5			2		4
2	5		7	3		4	8
5		4	2		1	7	

퍼즐 5 (8×8)

2		7	1		8	6	
		5		3		4	1
4	6		3		2		5
	1	4			5	3	
5		2		8			
3	5		2		1	7	
	8	3		1		2	7
1		6		4	7		2

Puzzle 1

	6			3	5
4		6	3		
	4		5	1	
3	1				
			4		
1		3		2	4

Puzzle 2

		6	3		5
1		3		4	2
			2		
6	4				
	6		1	5	
5		1		2	

Puzzle 3

6		5			
	5		4		3
4		3			
		6	3		2
5			1	3	
	6	2			4

Puzzle 4

8		1	5		4		
4	7		1	3		2	6
	3			6			4
	8		2		1	3	
	2	8		6		5	1
1		2		8	5		
3	6		8		7		5
	1	7		5		4	8

Puzzle 5

	2	4		1	5		3
1			8	3			5
	7	1			2	5	
	5	7		6			4
	6		2	5		4	
	1	3			4	7	
2		7	1		8		6
5	8		4	7		6	1

해답은 다음 페이지에 있습니다.

◀ 118페이지 해답

추리문제 해답

1	4	2	6	3	5
3	6	4	2	5	1
5	2	6	4	1	3
2	5	3	1	4	6
4	1	5	3	6	2
6	3	1	5	2	4
3	6	2	4	1	5
1	4	6	2	5	3
5	2	4	6	3	1
2	5	1	3	6	4
6	3	5	1	4	2
4	1	3	5	2	6
5	2	6	3	1	4
3	6	4	1	5	2
1	4	2	5	3	6
4	1	5	2	6	3
2	5	3	6	4	1
6	3	1	4	2	5

4	7	3	1	5	8	6	2
8	3	7	5	1	4	2	6
3	6	2	8	4	7	5	1
7	2	6	4	8	3	1	5
1	4	8	6	2	5	3	7
6	1	5	3	7	2	8	4
2	5	1	7	3	6	4	8
5	8	4	2	6	1	7	3
2	4	7	1	5	8	6	3
8	2	5	7	3	6	4	1
4	6	1	3	7	2	8	5
7	1	4	6	2	5	3	8
5	7	2	4	8	3	1	6
3	5	8	2	6	1	7	4
6	8	3	5	1	4	2	7
1	3	6	8	4	7	5	2

119페이지 해답 ▶

2	6	4	1	3	5
4	2	6	3	5	1
6	4	2	5	1	3
3	1	5	2	4	6
5	3	1	4	6	2
1	5	3	6	2	4
4	2	6	3	1	5
1	5	3	6	4	2
3	1	5	2	6	4
6	4	2	5	3	1
2	6	4	1	5	3
5	3	1	4	2	6
6	3	5	2	4	1
2	5	1	4	6	3
4	1	3	6	2	5
1	4	6	3	5	2
5	2	4	1	3	6
3	6	2	5	1	4

8	3	1	5	7	4	6	2
4	7	5	1	3	8	2	6
2	5	3	7	1	6	8	4
5	8	6	2	4	1	3	7
7	2	8	4	6	3	5	1
1	4	2	6	8	5	7	3
3	6	4	8	2	7	1	5
6	1	7	3	5	2	4	8
7	2	4	6	1	5	8	3
1	4	6	8	3	7	2	5
4	7	1	3	6	2	5	?
8	3	5	7	2	6	1	4
3	6	8	2	5	1	4	7
6	1	3	5	8	4	7	2
2	5	7	1	4	8	3	6
5	8	2	4	7	3	6	1

제시된 단어를 3분간 외운 다음 종이로 가리고 밑의 기록란에 순서와 관계없이 생각나는 대로 5분 이내에 적기 바랍니다.

참치 직원 호주 낙지 어촌 장미 안뜰 공원 독도 옥잠화
물총새 나조기 이별가 호리병 사랑니 경기도 목축업
변두리 독거미 지평선 가평군 공염불 카이로 협박죄
으악새 북두칠성 안수목사

기록란

적합한 숫자나 기호(+, -, ×, ÷)를 ( ) 안에 넣으시오.

2×4+8=( )　　13+2+4=( )　　21( )12+6=15

4×6-7=( )　　9+7+4=( )　　16( )5-12=9

3+6+8=( )　　9-5+17=( )　　14+7+3=( )

7+6-6=( )　　14+5+5=( )　　16-12+7=( )

( )+4-2=9　　7+13( )9=11　　14×2-19=( )

3+5-( )=5　　16+7+3=( )　　16+3-12=( )

7+6-( )=5　　2+13+7=( )　　18+3( )12=9

9( )4+3=8　　( )-6+13=16　　( )+8-13=9

8÷4+8=( )　　7+14+5=( )　　12+14+7=( )

2×8-6=( )　　12-6+7=( )　　12+5+18=( )

7( )2-5=9　　7+8-12=( )　　7×2+2=( )

9+6+4=( )　　12×2+3=( )　　17+9( )16=10

9+9-9=( )　　6+14-5=( )　　13×3-18=( )

8+4+5=( )　　2×5+17=( )　　9×2+11=( )

6( )6-3=9　　2×4+12=( )　　14( )2+8=15

8÷2+9=( )　　12( )3-17=19　　16×2-16=( )

( )+5+4=17　　12( )2+7=13　　12÷6×9=( )

8+9-( )=14　　16( )4-8=12　　13-12+9=( )

7+9-8=( )　　18( )9+3=12　　12×3-18=( )

2×8( )6=10　　14+6-17=( )　　8-6+15=( )

( )-3=9+6   5+18=( )+7   14+( )=24-7

( )+3=8+7   6+17=7+( )   26-( )=6×3

8×( )=9+7   19+7=( )-6   8×( )=18+6

( )-7=9-1   6+8=21-( )   3×( )=7+14

( )+3=2×7   9+( )=23-9   18+9=6+( )

( )-4=3×6   25-( )=6+8   21+9=6×( )

5+( )=8+9   23-( )=4+9   6+8=19-( )

( )×5=6+9   6+( )=14+7   4×4=24-( )

9÷3=8-( )   ( )×6=19+5   8+( )=26-7

3×4=( )×6   28-( )=3×7   24-( )=9+4

7×3=8+( )   3×( )=14+7   17+8=5×( )

5×5=6+( )   ( )+8=23-9   6+( )=29-4

8×2=9( )7   24-6=( )+7   28-( )=13+6

4+2=9( )3   15+8=( )+5   ( )+8=31-6

5+7=4( )3   3×6=26-( )   ( )×2=13+9

8-4=8( )2   3×8=28-( )   27-( )=8+13

8+( )=7×5   19-8=5+( )   14-7=( )÷5

18÷3=9-( )   7+( )=18+9   13-9=( )÷7

4×3=( )÷5   4×( )=16×2   13-9=( )÷8

( )÷6=9-3   9+( )=21+8   6+7=18-( )

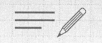

추리 문제

6개 칸은 1부터 6까지, 8개 칸은 1부터 8까지 가로, 세로 중복되지 않게 순서에 상관없이 공란에 기입한다.

Grid 1 (6×6)

	5			6	3
3		4		2	
					1
	6		5	1	
4			1		6
6		1			2

Grid 2 (6×6)

	4	2			
2	6		1		
		6			5
	5			4	
3		5	2		4
5			4	2	

Grid 3 (6×6)

4			5	3	
		5	2		4
	5	1			6
			6	4	
2	4			1	
			1		3

Grid 4 (8×8)

2		6		3		1	5
		3		8	4		2
5	7		3		2	4	
	5	7		4			6
	4	6			5	7	
	8		4	7		5	1
1		5			6		4
4		8	2		1	3	

Grid 5 (8×8)

3		1		7		8	5
	3			4	7	5	
5	8		6		4		7
1			5		6		
	2			3	6		1
4		2	5		3	1	
2	5			6		7	4
	1	4		2	5		8

Grid 1

2		4	1		3
	2			1	
6		2			1
				6	
5	3		4		
		3		4	2

Grid 2

5	3		4		
		3		4	2
	1				4
6		2		3	
4	2				5
	6			5	

Grid 3

		2	4		
		6		5	3
5			6		
		1		6	4
4	1			2	
6		5			2

Grid 4

3		6	1		2			4
8	2		6		7	5		
	7	8		1			2	6
1		4	7		8			
	1		5				4	8
4		7		8	3			5
2	4		8				7	
	8		4		5			7

Grid 5

4	8		5		3			
1		7		4			3	6
	3		8	2			1	4
5				4				
2			3	5			4	7
	4	6		3	7			5
3		1	4		2	5		
6	2		7				8	3

해답은 다음 페이지에 있습니다.

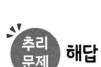
◀ 124페이지 해답

124페이지 해답 (상단 왼쪽)

1	5	2	4	6	3
3	1	4	6	2	5
5	3	6	2	4	1
2	6	3	5	1	4
4	2	5	1	3	6
6	4	1	3	5	2

6	4	2	5	3	1
2	6	4	1	5	3
4	2	6	3	1	5
1	5	3	6	4	2
3	1	5	2	6	4
5	3	1	4	2	6

4	6	2	5	3	1
1	3	5	2	6	4
3	5	1	4	2	6
5	1	3	6	4	2
2	4	6	3	1	5
6	2	4	1	5	3

124페이지 해답 (상단 오른쪽)

2	4	6	8	3	7	1	5
7	1	3	5	8	4	6	2
5	7	1	3	6	2	4	8
3	5	7	1	4	8	2	6
8	2	4	6	1	5	7	3
6	8	2	4	7	3	5	1
1	3	5	7	2	6	8	4
4	6	8	2	5	1	3	7

3	6	1	4	7	2	8	5
8	3	6	1	4	7	5	2
5	8	3	6	1	4	2	7
1	4	7	2	5	8	6	3
7	2	5	8	3	6	4	1
4	7	2	5	8	3	1	6
2	5	8	3	6	1	7	4
6	1	4	7	2	5	3	8

125페이지 해답 ▶

125페이지 해답 (하단 왼쪽)

2	6	4	1	5	3
4	2	6	3	1	5
6	4	2	5	3	1
3	1	5	2	6	4
5	3	1	4	2	6
1	5	3	6	4	2

5	3	1	4	2	6
1	5	3	6	4	2
3	1	5	2	6	4
6	4	2	5	3	1
4	2	6	3	1	5
2	6	4	1	5	3

3	6	2	4	1	5
1	4	6	2	5	3
5	2	4	6	3	1
2	5	1	3	6	4
4	1	3	5	2	6
6	3	5	1	4	2

125페이지 해답 (하단 오른쪽)

3	5	6	1	7	2	8	4
8	2	3	6	4	7	5	1
5	7	8	3	1	4	2	6
1	3	4	7	5	8	6	2
7	1	5	3	6	4	8	8
4	6	7	2	8	3	1	5
2	4	5	8	6	1	7	3
6	8	1	4	2	5	3	7

4	8	5	7	3	6	1
1	5	7	2	4	8	3	6
7	3	5	8	2	6	1	4
5	1	3	6	8	4	7	2
2	6	8	3	5	1	4	7
8	4	6	1	3	7	2	5
3	7	1	4	6	2	5	8
6	2	4	7	1	5	8	3

126

암기 문제

제시된 단어를 3분간 외운 다음 종이로 가리고 밑의 기록란에 순서와 관계없이 생각나는 대로 5분 이내에 적기 바랍니다.

친정 칠레 캠핑 화물 피망 겨자 넙치 보트 소매 양옥집 칠면조 격전지 익산시 캥거루 보석상 물고기 널빤지 삼일절 된장국 관동군 잠수함 쪽대문 갈고리 피로연 화랑도 겨우살이 네덜란드

기록란

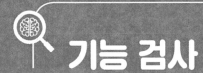

기능 검사

☑ 숫자 읽기

아래 숫자를 숫자(예 4-사, 9-구, 3-삼, 6-육과 같이)로 끝까지 소리 내어 읽고 걸린 시간을 기록한다.　　　　　　　　　　　　[　　　분　　　초]

```
6 5 7 8 4 5 8 3 6 7 5 6 9 3 6 5 9 7 6 5 3
6 9 5 4 5 5 8 4 3 8 4 8 7 3 6 9 5 7 9 3 9
4 6 8 7 8 9 4 6 8 3 7 9 4 7 8 4 7 3 5 9 3
6 8 4 8 7 5 8 9 4 8 6 3 3 7 6 4 9 8 9 4 6
8 7 3 9 7 6 5 8 9 4 6 8 3 4 7 8 3 3 9 8 7
5 3 6 5 7 8 7 3 6 9 7 3 6 5 7 8 4 3 8 6 7
9 3 5 7 6 6 3 8 7 5 5 9 4 6 8 4 9 8 5 7 7
8 5 6 4 4 9 6 7 4 8 4 6 9 3 5 6 4 5 8 4 5
4 7 9 8 4 9 6 3 7 3 9 6 8 5 4 7 9 3 3 4 5
8 5 8 5 4 7 8 3 6 5 4 6 7 6 9 3 5 8 7 6 8
3 4 8 6 9 4 6 7 8 3 6 9 7 6 3 9 6 8 9 9 5
3 4 7 6 9 7 9 5 7 8 4 7 6 3 9 8 4 9 7 6 3
8 5 4 6 7 9 5 8 4 7 8 5 3 9 5 7 5 8 6 4 7
9 4 6 5 7 6 6 7 9 4 7 8 6 5 3 7 8 6 3 8 4
```

☑ 색채 읽기

위 숫자를 숫자로 읽지 않고 색채(예 5-빨강, 6-파랑, 4-노랑, 7-빨강, 8-검정, 6-초록, 4-보라와 같이)로 소리 내어 읽는다.　　　　　　[　　　분　　　초]

☑ 숫자 계산

숫자를 더해서 십 자리는 제하고 한 자릿수만 적는다. 예를 들어 9와 6을 더하면 15이지만 10은 제하고 5만, 6과 8을 더하면 14이지만 4만, 8과 3은 1을, 3과 7은 0을 숫자와 숫자 사이에 적는다(7. **책의 사용 방법 설명 참조**). 끝까지 한 다음 걸린 시간을 기록한다. [분   초]

```
7 6 9 7 3 5 6 8 3 5 9 3 5 4 7 5 8 9 4 8 6 6 8
3 7 5 3 8 4 5 8 6 5 7 9 5 6 9 4 6 9 4 5 3 4 7
8 3 7 8 7 5 8 3 3 5 4 3 6 7 3 8 5 6 6 5 8 7 9
5 9 4 7 8 9 5 3 7 4 4 9 6 8 3 5 7 8 4 3 7 5 4
9 3 8 4 9 4 5 7 4 8 5 9 6 5 7 3 6 9 5 9 4 7 8
7 5 3 8 4 9 5 3 7 4 3 6 7 5 8 4 3 9 6 5 6 5 9
8 3 3 8 6 7 9 4 9 7 5 6 7 9 5 6 3 8 7 9 5 4 7
3 5 8 7 4 6 3 9 8 5 3 6 5 9 3 5 7 9 5 7 3 6 4
7 6 8 4 5 8 5 7 9 6 7 3 4 6 5 8 8 7 4 5 6 5 3
9 4 6 8 3 7 9 6 9 3 7 8 7 6 5 8 7 5 6 8 4 5 8
3 8 6 7 9 5 7 9 6 7 7 4 9 5 4 6 7 9 4 3 7 4 4
9 6 6 8 3 7 5 7 6 9 3 5 7 6 9 8 3 5 6 8 7 3 8
7 3 9 5 3 4 9 5 7 4 7 8 3 9 8 7 6 8 3 7 6 4 9
5 8 5 6 5 8 4 9 3 5 4 8 3 7 9 4 7 9 4 8 3 8 5
7 9 5 3 8 5 7 9 4 5 5 9 3 4 4 6 7 5 8 9 8 5 6
5 8 6 8 3 7 5 4 9 3 5 4 5 8 6 9 3 5 6 4 7 4 4
6 5 4 5 8 3 7 8 9 5 6 5 6 4 7 8 5 4 8 6 4 5 3
8 7 8 3 8 5 8 9 7 6 3 4 8 9 7 6 8 5 7 8 9 8 3
```

적합한 숫자나 기호(+, -, ×, ÷)를 (   ) 안에 넣으시오.

9+7(   )7=9　　　13+9-(   )=15　　　17+9-16=(   )

9+7+7=(   )　　　9(   )2-12=6　　　12÷2(   )4=24

5+9-6=(   )　　　12+8-9=(   )　　　13-8+9=(   )

7-4(   )6=9　　　12-6+7=(   )　　　14×2-11=(   )

4(   )3+6=18　　　16+7-8=(   )　　　18-12+8=(   )

7+8-8=(   )　　　8÷2+13=(   )　　　5(   )4-13=7

9-7+3=(   )　　　6(   )2+8=20　　　12+(   )-11=9

7+4+6=(   )　　　7+2+16=(   )　　　15+12+7=(   )

7×2-6=(   )　　　6+16+3=(   )　　　11+7+14=(   )

2×4+6=(   )　　　16-3-5=(   )　　　7+12+14=(   )

5+2+8=(   )　　　2×5+17=(   )　　　16(   )8+12=14

8(   )4+7=9　　　3+13-7=(   )　　　12(   )3-18=18

(   )+7+2=15　　　2×12(   )9=15　　　9-6+17=(   )

2(   )6-7=5　　　13×2-9=(   )　　　13-8+12=(   )

4÷2+5=(   )　　　12×3(   )17=19　　　19+4(   )18=5

7+6+4=(   )　　　11(   )2-8=14　　　14÷7+12=(   )

8+7-6=(   )　　　12+7(   )2=21　　　13-8+18=(   )

8+8-7=(   )　　　16-7+8=(   )　　　16÷2+12=(   )

4×4-5=(   )　　　(   )+6-12=11　　　12-8(   )14=18

4÷2+(   )=11　　　12-8+9=(   )　　　14+6-12=(   )

$5(\quad)3 = 6+9$ $6+18 = (\quad)+3$ $12+6 = 28-(\quad)$

$(\quad)-4 = 8+9$ $13+7 = (\quad)+8$ $23-(\quad) = 5+8$

$3+(\quad) = 9+7$ $14+8 = (\quad)-7$ $21-(\quad) = 18-6$

$4+(\quad) = 8+7$ $21+2 = 9+(\quad)$ $(\quad)+2 = 9+17$

$6(\quad)9 = 7+8$ $24-(\quad) = 6+9$ $18+9 = 9×(\quad)$

$9(\quad)4 = 3+2$ $18-(\quad) = 6+3$ $22-7 = 18-(\quad)$

$9(\quad)3 = 9-6$ $4+(\quad) = 14+9$ $24÷2 = 6×(\quad)$

$2(\quad)8 = 7+9$ $19-(\quad) = 4+7$ $14+9 = 7+(\quad)$

$9÷3 = (\quad)-15$ $(\quad)+14 = 3×12$ $21-(\quad) = 19-6$

$4×4 = 5+(\quad)$ $21-(\quad) = 18-2$ $16(\quad)9 = 21+4$

$3×9 = (\quad)+6$ $7(\quad)9 = 13+3$ $7+8 = 23(\quad)8$

$9+7 = (\quad)-3$ $21(\quad)6 = 6+9$ $7(\quad)3 = 29-8$

$8+9 = 2+(\quad)$ $17+8 = 5(\quad)5$ $24(\quad)2 = 5+7$

$6+7 = (\quad)-8$ $9-5 = 24(\quad)6$ $(\quad)+12 = 3×7$

$9+8 = 3+(\quad)$ $18-2 = (\quad)+3$ $21-(\quad) = 3×4$

$7+7 = (\quad)-9$ $9-3 = 18-(\quad)$ $(\quad)×9 = 29-2$

$(\quad)÷3 = 5×2$ $15-9 = (\quad)÷4$ $2×13 = 12+(\quad)$

$3×6 = (\quad)÷3$ $8÷2 = (\quad)÷9$ $18-12 = (\quad)÷5$

$4×3 = (\quad)÷3$ $(\quad)÷4 = 14-7$ $14-3 = (\quad)÷3$

$(\quad)÷7 = 8÷2$ $(\quad)÷8 = 9÷3$ $28÷7 = (\quad)÷6$

131

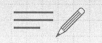

6개 칸은 1부터 6까지, 8개 칸은 1부터 8까지 가로, 세로 중복되지 않게 순서에 상관없이 공란에 기입한다.

좌측 상단 (6×6)

	5			2	4
3		5	2		
	3			4	6
2	6				
			3		
6		2		1	3

좌측 중단 (6×6)

	6			5	1
	2	4		3	
					3
		5		4	
4	1		6		5
1		6	3		

좌측 하단 (6×6)

5			4	6	
	5			2	4
3			2		
	4		5		3
	2	6		5	
			1		5

우측 상단 (8×8)

1	5		3	6		4	
	7	1		8		6	2
8					1		7
6		4	8			1	
		2			5		3
7	3		1	4		2	6
2		8	4		3	5	
	1	3		2	6		4

우측 하단 (8×8)

5		3		1		2	7
	2		8	3			1
4		2	5		3	1	
	4			5			3
6		4			5	3	8
3	6		4	7		8	
		6		4	7		2
2		8	3		1		4

Puzzle 1 (왼쪽 상단)

2		3		1	4
4	2		1		
			3	5	
	1				5
5			2		
	5			6	3

Puzzle 2 (왼쪽 중단)

	6	2			
1			2		
	5			6	2
	1			2	
2		6	3		1
6			1	3	

Puzzle 3 (왼쪽 하단)

6		2		1	
	6		1		5
	2	6			
1			6		4
3		5			
	3	1			2

Puzzle 4 (오른쪽 상단)

3	7						5	8
5		6			8		7	
	5	2		4	8			6
4	8		2				6	1
7		8		2	6			
	6			5			4	7
8	4		6			7	2	
6		7	4		5			3

Puzzle 5 (오른쪽 하단)

7	3			8			1	4
			3	5			4	
	4	6			3	7		5
6				7			5	8
4	8				7		6	1
		7	2			8		6
5	1			6	8		7	
3	7				6		5	8

해답은 다음 페이지에 있습니다.

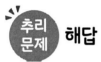

해답

◀ 132페이지 해답

1	5	3	6	2	4
3	1	5	2	4	6
5	3	1	4	6	2
2	6	4	1	3	5
4	2	6	3	5	1
6	4	2	5	1	3
3	6	2	5	1	4
5	2	4	1	3	6
2	5	1	4	6	3
6	3	5	2	4	1
4	1	3	6	2	5
1	4	6	3	5	2
5	3	1	4	6	2
1	5	3	6	2	4
3	1	5	2	4	6
6	4	2	5	1	3
4	2	6	3	5	1
2	6	4	1	3	5

1	5	7	3	6	2	4	8
3	7	1	5	8	4	6	2
8	4	6	2	5	1	3	7
6	2	4	8	3	7	1	5
4	8	2	6	1	5	7	3
7	3	5	1	4	8	2	6
2	6	8	4	7	3	5	1
5	1	3	7	2	6	8	4
5	8	3	6	1	4	2	7
7	2	5	8	3	6	4	1
4	7	2	5	8	3	1	6
1	4	7	2	5	8	6	3
6	3	4	1	2	7	5	8
3	6	1	4	7	2	8	5
8	3	6	1	4	7	5	2
2	5	8	3	6	1	7	4

133페이지 해답 ▶

2	6	3	5	1	4
4	2	5	1	3	6
6	4	1	3	5	2
3	1	4	6	2	5
5	3	6	2	4	1
1	5	2	4	6	3
4	6	2	5	1	3
1	3	5	2	4	6
3	5	1	4	6	2
5	1	3	6	2	4
2	4	6	3	5	1
6	2	4	1	3	5
6	4	2	5	1	3
2	6	4	1	3	5
4	2	6	3	5	1
1	5	3	6	2	4
3	1	5	2	4	6
5	3	1	4	6	2

3	7	4	1	6	2	5	8
5	1	6	3	8	4	7	2
1	5	2	7	4	8	3	6
4	8	5	2	7	3	6	1
7	3	8	5	2	6	1	4
2	6	3	8	5	1	4	7
8	4	1	6	3	7	2	5
6	2	7	4	1	5	8	3
7	3	5	8	2	6	1	4
2	6	8	3	5	1	4	7
5	8	4	6	1	3	7	2
6	2	4	7	1	5	8	3
4	8	2	5	7	3	6	1
1	5	7	2	4	8	3	6
5	1	3	6	8	4	7	2
3	7	1	4	6	2	5	8

제시된 단어를 3분간 외운 다음 종이로 가리고 밑의 기록란에 순서와 관계없이 생각나는 대로 5분 이내에 적기 바랍니다.

천사 희극 오팔 편지 국수 리본 발레 부표 석쇠 야구장
천문대 순찰대 청룡기 구례군 마가린 단풍잎 발가락
자명고 반야경 갯버들 국세청 파일럿 편서풍 희곡집
강철봉 리튬전지 청둥오리

기록란

적합한 숫자나 기호(+, -, ×, ÷)를 (   ) 안에 넣으시오.

7 + 8 (   ) 6 = 9

2 × 4 + 4 = (   )

4 + 6 + 7 = (   )

2 × 6 - 7 = (   )

8 ÷ 2 + 3 = (   )

8 (   ) 9 - 7 = 10

8 ÷ 4 + 8 = (   )

9 ÷ 3 + 7 = (   )

9 + 4 + 7 = (   )

8 × 2 - (   ) = 11

8 (   ) 2 + 7 = 11

9 - 3 + 6 = (   )

(   ) + 5 + 2 = 14

8 + 6 + 4 = (   )

2 (   ) 8 - 6 = 10

5 + 5 + 8 = (   )

9 (   ) 4 + 6 = 11

8 ÷ 4 + 9 = (   )

8 + 3 + 8 = (   )

9 (   ) 7 - 5 = 11

13 + 6 (   ) 7 = 12

16 - 3 - 5 = (   )

16 - 7 (   ) 8 = 17

18 (   ) 6 + 9 = 12

12 + 6 - 7 = (   )

12 ÷ 3 (   ) 7 = 11

5 + 12 - 3 = (   )

4 × 3 + 19 = (   )

9 (   ) 3 + 14 = 17

9 + 7 - 11 = (   )

(   ) + 13 - 5 = 11

4 (   ) 2 + 16 = 24

4 ÷ 2 + 13 = (   )

12 - 8 + 4 = (   )

17 (   ) 8 - 2 = 7

12 + 8 + 4 = (   )

9 + 8 - 4 = (   )

7 + 11 + 7 = (   )

2 × 3 + 18 = (   )

4 × 3 + 8 = (   )

3 + 17 + 14 = (   )

6 + 8 + 12 = (   )

2 (   ) 6 + 3 = 15

3 + 9 - 3 = (   )

13 × 2 (   ) 14 = 12

2 (   ) 17 - 9 = 10

15 - 12 + 8 = (   )

16 + 9 - 6 = (   )

14 ÷ 2 + 8 = (   )

18 + 9 - 12 = (   )

(   ) + 6 - 12 = 12

16 + 5 - 14 = (   )

12 (   ) 4 + 14 = 17

15 + 7 + 9 = (   )

7 + 6 + 13 = (   )

2 × 11 (   ) 8 = 14

13 - 9 + 8 = (   )

9 (   ) 14 - 16 = 7

14 - 9 + 6 = (   )

8 + 15 - 7 = (   )

( )+7=9+4　　6+8=23-( )　　6+( )=13+7

7×( )=8+6　　9+4=21-( )　　21-( )=5×3

4+( )=9-2　　17-3=( )-6　　3( )4=18-6

( )+6=8+8　　12+7=( )+4　　17( )6=15-4

3( )8=6+5　　9+( )=18+8　　17-9=16( )2

9( )2=3+4　　24-( )=6×3　　21-6=6( )9

8( )2=9-5　　6+( )=14+9　　19+4=28-( )

3( )5=9+6　　26-( )=4×5　　4×( )=2×14

6+8=( )+2　　5+( )=19+2　　6+( )=19-2

7×3=( )+6　　3( )9=16-4　　28-( )=13+8

9+7=( )×2　　14( )3=4+7　　8+16=4+( )

9+7=( )-3　　5( )5=18+7　　6+( )=26-8

4+4=19-( )　　13-6=21( )3　　5+( )=7+15

9+7=3+( )　　4×8=( )+18　　( )-13=21-3

2×7=( )+3　　21-4=( )+8　　( )÷4=18-9

3×7=( )+8　　15-2=( )-5　　( )÷7=14-8

( )+5=8+6　　21-7=5+( )　　15-8=( )÷5

4×4=( )+4　　( )÷4=14-2　　9+7=27-( )

6×4=8+( )　　( )÷6=13-7　　18+3=( )+12

3×6=( )+7　　( )÷3=17-9　　14+8=( )+7

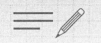

 추리 문제 6개 칸은 1부터 6까지, 8개 칸은 1부터 8까지 가로, 세로 중복되지 않게 순서에 상관없이 공란에 기입한다.

퍼즐 1

1		3	6		
	1		2		4
5				2	
2		4			3
	2			1	5
6				3	

퍼즐 2

	4	1			2
2	6		5		4
		5		3	
1				6	
		4	6		
	3		2	4	

퍼즐 3

4			1		2
	3	6			5
3	5		6		
		4		6	
2	4		5		
			3	1	

퍼즐 4

	7	1			4		2
8			6	3		1	
3		7			2		8
	1		5		6	8	4
1		5	7			2	
	8	2		1	5		3
2	4		8	5		3	7
4		8			3	5	

퍼즐 5

	2	5		3		4	1
5		2	4		3		6
3	5		2	6		7	
	3	6			7		2
		4		2		3	
2	4		1		8		3
	8	3		1	4		
4		1		7		8	5

퍼즐 1

	5			4	1
4		5	2		
	3			4	2
3	6				
			3		
1		2		3	6

퍼즐 2

5		6		4	
	5		4		
3				2	5
	4		3		2
4	2			3	
				1	4

퍼즐 3

	6		2		1
1				3	
5		6	4		3
	5			4	
	1				2
6		1		2	

퍼즐 4

5		4		6		7	
2	7		5		6	4	
		6		8	3		5
3	8					5	1
	6	8		2		3	
6		5	1		2		4
4	1		7	5		6	
	5	7		1		2	6

퍼즐 5

6		3		8	4		2
3	6		2		1		
	3	5		2		1	4
		2			3		1
2	5		1		8	3	
7		4		1		8	3
	4	6			7		
4	7		3	6		5	8

해답은 다음 페이지에 있습니다.

추리
문제 **해답**

◀ 138페이지 해답

139페이지 해답 ▶

제시된 단어를 3분간 외운 다음 종이로 가리고 밑의 기록란에 순서와 관계없이 생각나는 대로 5분 이내에 적기 바랍니다.

> 오이 회사 약밥 꽁치 거지 교감 누룩 딸기 바다 오작교
> 초겨울 땀방울 능참봉 감상문 바닐라 볶음밥 폭풍우
> 인제군 거짓말 주꾸미 괴산댐 출판사 자동차 회양목
> 콩가루 야자나무 누에고치

기록란

적합한 숫자나 기호(+, -, ×, ÷)를 (　　　) 안에 넣으시오.

7+8(　　)9=6　　　13(　)8-7=14　　　13(　)2-12=14

8(　　)9+2=19　　　2×13-7=(　　)　　　9-7+11=(　　)

6+8-5=(　　)　　　11×3-8=(　　)　　　11-7+8=(　　)

4×4-6=(　　)　　　12(　)3-9=27　　　17+9-15=(　　)

7+8+4=(　　)　　　13×2+2=(　　)　　　16÷2×2=(　　)

9+8-5=(　　)　　　16+3+3=(　　)　　　19-12+7=(　　)

6+4-7=(　　)　　　18(　　)9+7=9　　　16×2-15=(　　)

2(　　)3+6=12　　　13+5-6=(　　)　　　(　　)-6+13=17

8÷2+7=(　　)　　　12+4+7=(　　)　　　11+3-7=(　　)

9-4+3=(　　)　　　(　　)÷2+8=17　　　14+8-12=(　　)

6+7-4=(　　)　　　11+7+3=(　　)　　　16+6-13=(　　)

7-6+8=(　　)　　　12÷2+5=(　　)　　　18(　)2+12=21

6(　　)2+8=11　　　6+12+7=(　　)　　　11+15+3=(　　)

5×2+4=(　　)　　　15-8+(　　)=15　　　17+8-18=(　　)

8-5+2=(　　)　　　4×3+11=(　　)　　　7+16+12=(　　)

7+(　　)-5=11　　　8+7-13=(　　)　　　18-12+8=(　　)

5+8-2=(　　)　　　9-5(　　)12=16　　　11×3-16=(　　)

5×3+6=(　　)　　　13+4-8=(　　)　　　12(　)8+9=13

7+5-(　　)=8　　　4×3+13=(　　)　　　16-12+8=(　　)

4(　)3+9=21　　　6×4(　　)9=15　　　19(　)8-17=10

$8+9=($ $)+5$ $12+7=($ $)+5$ $11($ $)3=27+6$

$6+7=($ $)+3$ $17-3=($ $)-6$ $6+($ $)=14+8$

$5($ $)6=7+4$ $14+7=($ $)+3$ $($ $)+4=16-3$

$6+($ $)=9+7$ $18-4=($ $)+8$ $($ $)×7=6+15$

$($ $)+7=3×4$ $6+($ $)=16+7$ $2×9=23-($ $)$

$($ $)+3=4+8$ $3($ $)5=18-3$ $18+9=9×($ $)$

$7+($ $)=8+6$ $6+($ $)=19-2$ $18-9=3×($ $)$

$($ $)+4=7+6$ $16-($ $)=8-3$ $12+4=28-($ $)$

$9÷3=($ $)-8$ $8×($ $)=26+6$ $3+($ $)=14-2$

$8+3=7+($ $)$ $($ $)+7=18-7$ $6($ $)4=12×2$

$8+6=($ $)+2$ $14($ $)2=2+5$ $7×3=14($ $)7$

$5×5=($ $)+9$ $16-($ $)=9÷3$ $18($ $)3=15-9$

$4×3=5($ $)7$ $17+8=($ $)+9$ $24($ $)6=3×6$

$3×5=8($ $)7$ $18-6=($ $)÷3$ $2($ $)13=17+9$

$4+5=3($ $)3$ $6×6=($ $)+12$ $7($ $)6=19-6$

$7-3=8($ $)2$ $4×8=22+($ $)$ $6×($ $)=18+6$

$9($ $)2=4+3$ $12×3=($ $)+8$ $27-5=6+($ $)$

$9-5=($ $)÷8$ $36($ $)2=9+9$ $12+16=4×($ $)$

$7-4=($ $)÷9$ $18($ $)9=9×3$ $11+16=3×($ $)$

$3+4=($ $)÷4$ $7($ $)4=19+9$ $12×($ $)=6×6$

143

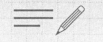

 추리 문제 6개 칸은 1부터 6까지, 8개 칸은 1부터 8까지 가로, 세로 중복되지 않게 순서에 상관없이 공란에 기입한다.

좌측 상단

1	3			6	
		2			1
2				1	
		3		4	2
		1	4		
6	2		1		3

3	1			2	
		6	2		1
	6			1	4
6	4			5	
4		5			
	5				3

5		3	7		6		
2		8		7		5	1
	2		8	3		1	5
4		2	6				
		7		6	2		8
7	3		1		8	2	
3		1		8		6	2
	4	6		5	1		7

5		2		8		1	6
	4	7		5			
7	1		6		5		8
4		1		7		8	
	2			7	3		1
6		3	5		4	2	
	3	6		4		5	2
3	5		2	6			4

	1	3			4
2			3	5	
6	2		1		5
		2		1	
		5			6
3				6	

왼쪽 위 퍼즐

2		1			6
	1		2	6	
1				2	
3		2			1
	2		3		
4		3		5	

왼쪽 가운데 퍼즐

	1			2	
2				6	4
	3	5			2
3				1	
1		6	2		
		4		3	1

왼쪽 아래 퍼즐

	2		1		3
	5		4	2	
5		3			
1	3		2		4
				3	
		6		1	5

오른쪽 위 퍼즐

6	7		4	8			1	5
3		7				8		
	8	3		1			2	6
5	6		3			2	8	
		6			7			1
8		4		2			3	7
4	5		2			1		
	2	5		3	6			8

오른쪽 아래 퍼즐

2	5		1				3	6
	3	5		2				4
5		2	4		3	6		
	6			5				7
1	4		8			2		
6		3		8	4			2
	7		3	6			5	8
7	2		6			5	8	

해답은 다음 페이지에 있습니다.

◀ 144페이지 해답

1	3	5	2	6	4
4	6	2	5	3	1
2	4	6	3	1	5
5	1	3	6	4	2
3	5	1	4	2	6
6	2	4	1	5	3

3	1	4	6	2	5
5	3	6	2	4	1
2	6	3	5	1	4
6	4	1	3	5	2
4	2	5	1	3	6
1	5	2	4	6	3

5	1	3	6	2	4
2	4	6	3	5	1
6	2	4	1	3	5
4	6	2	5	1	3
1	3	5	2	4	6
3	5	1	4	6	2

5	1	3	7	2	6	8	4
2	6	8	4	7	3	5	1
6	2	4	8	3	7	1	5
4	8	2	6	1	5	7	3
1	5	7	3	6	2	4	8
7	3	5	1	4	8	2	6
3	7	1	5	8	4	6	2
8	4	6	2	5	1	3	7

5	7	2	4	8	3	1	6
2	4	7	1	5	8	6	3
7	1	4	6	2	5	3	8
4	6	1	3	7	2	8	5
8	2	5	7	3	6	4	1
6	8	3	5	1	4	2	7
1	3	6	8	4	7	5	2
3	5	8	2	6	1	7	4

145페이지 해답 ▶

2	4	1	5	3	6
5	1	4	2	6	3
1	3	6	4	2	5
3	5	2	6	4	1
6	2	5	3	1	4
4	6	3	1	5	2

4	1	3	5	2	6
2	5	1	3	6	4
6	3	5	1	4	2
3	6	2	4	1	5
1	4	6	2	5	3
5	2	4	6	3	1

6	2	4	1	5	3
3	5	1	4	2	6
5	1	3	6	4	2
1	3	5	2	6	4
4	6	2	5	3	1
2	4	6	3	1	5

6	7	2	4	8	3	1	5
3	4	7	1	5	8	6	2
7	8	3	5	1	4	2	6
5	6	1	3	7	2	8	4
2	3	6	8	4	7	5	1
8	1	4	6	2	5	3	7
4	5	8	2	6	1	7	3
1	2	5	7	3	6	4	8

2	5	7	1	4	8	3	6
8	3	5	7	2	6	1	4
5	8	2	4	7	3	6	1
3	6	8	2	5	1	4	7
1	4	6	8	3	7	2	5
6	1	3	5	8	4	7	2
4	7	1	3	6	2	5	8
7	2	4	6	1	5	8	3

제시된 단어를 3분간 외운 다음 종이로 가리고 밑의 기록란에 순서와 관계없이 생각나는 대로 5분 이내에 적기 바랍니다.

이불 지황 농어 지필 어장 장마 공자 독사 목화 안중근
광주리 독립군 독버섯 호위병 몰디브 나침판 지휘관
변속기 나팔꽃 티베트 남해군 겹이불 직각선 가덕도
공예가 클라리넷 낙산서원

기록란

적합한 숫자나 기호(+, -, ×, ÷)를 ( ) 안에 넣으시오.

3×4( )2=14

9+8-12=( )

16-15( )6=7

4+6( )8=18

8+12-9=( )

6+17( )14=9

3×2+3=( )

12+7+6=( )

3( )2+12=18

9+3+8=( )

13×2( )8=18

16+6-13=( )

6+4+9=( )

13+6-7=( )

13×2-( )=19

9-2-3=( )

4( )2+13=21

3+15+12=( )

5+7+8=( )

16-8( )6=14

2( )8+13=29

3( )2+9=15

9+11-9=( )

12-7+16=( )

6÷2+8=( )

8÷4+17=( )

5+15-14=( )

2×7+2=( )

12÷4+9=( )

9-7+17=( )

8÷2+7=( )

( )+15+7=29

18+5-16=( )

9( )3+8=11

6×2+13=( )

16( )8+16=18

4÷2+3=( )

7+12+8=( )

11+10+4=( )

7×2-6=( )

12( )6+9=11

13+6+12=( )

9-5+3=( )

2×14+6=( )

6+12+16=( )

5+7+8=( )

6+15-8=( )

2×13-4=( )

3×4+( )=21

7+( )-8=12

13-7( )15=21

( )÷3+8=11

9÷3+18=( )

5+17-16=( )

2×4+8=( )

9+9-13=( )

12-7+6=( )

5+6+7=( )

13×3-14=( )

8+16( )17=7

$7+(\quad)=6+9$	$15+8=6+(\quad)$	$8(\quad)3=18-7$
$(\quad)+4=7+9$	$18+7=(\quad)+8$	$9(\quad)4=16-11$
$2+(\quad)=9-2$	$13+6=23-(\quad)$	$8(\quad)4=18-6$
$6+(\quad)=8+7$	$15+6=(\quad)\times7$	$7(\quad)2=9+5$
$(\quad)+8=7+4$	$6+(\quad)=21+7$	$14-7=21(\quad)3$
$4+(\quad)=5+6$	$25-(\quad)=16-4$	$14+9=(\quad)+6$
$9(\quad)5=8+6$	$16\div(\quad)=17-9$	$12+7=22-(\quad)$
$5(\quad)4=3+6$	$32-(\quad)=4\times6$	$2\times12=8+(\quad)$
$8+8=2(\quad)8$	$(\quad)\times8=16+8$	$6+(\quad)=19-2$
$7+5=9(\quad)3$	$8(\quad)9=21-4$	$21-(\quad)=4\times4$
$5+2=9(\quad)2$	$17(\quad)9=14-6$	$17+8=(\quad)\times5$
$9-3=8(\quad)2$	$3(\quad)8=18+6$	$7+(\quad)=24-6$
$9-1=3(\quad)5$	$18+9=9\times(\quad)$	$21-(\quad)=16-7$
$9+9=3(\quad)6$	$14+5=26-(\quad)$	$19(\quad)6=6+7$
$5+9=7\times(\quad)$	$17+8=9+(\quad)$	$6\times(\quad)=19+5$
$3+8=6(\quad)5$	$3\times7=12+(\quad)$	$17-(\quad)=33\div3$
$7+(\quad)=8+4$	$19+8=(\quad)+7$	$26\div2=9+(\quad)$
$3\times9=8+(\quad)$	$4\times(\quad)=24\div2$	$13-7=16-(\quad)$
$4\times5=7+(\quad)$	$9+(\quad)=51\div3$	$18-4=(\quad)\div2$
$(\quad)+9=9\times4$	$(\quad)+4=20\div2$	$12-6=(\quad)\div5$

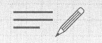

 6개 칸은 1부터 6까지, 8개 칸은 1부터 8까지 가로, 세로 중복되지 않게 순서에 상관없이 공란에 기입한다.

퍼즐 1 (6×6)

4					5
2		1			3
	3	5		4	
	6				4
1		6	3		
	2		1		6

퍼즐 2 (6×6)

2			3		
	1		6		
1		5		4	6
		4			2
	2	4		3	
4		2		1	

퍼즐 3 (6×6)

5				4	
	4		3		
6				5	3
		2	5		1
1	3			6	
		1		2	6

퍼즐 4 (8×8)

	3	5		2	6		4
6	8		4			5	1
4		8		5			
	4	6			7	1	
7			5	8			2
	7	1			2	4	
8		4	6		5		3
3	5		1	4		2	6

퍼즐 5 (8×8)

8		5	7			6	4
	7	2		8	3		6
	3		8	4		5	2
7					5	3	
4	6				2		5
		7		5		6	3
6	8		5		4	2	
3		8	2		1		4

3	1			4	
		1			2
2				3	
	4	2			
		6		5	1
1	5		6		4

7		8	5		4		6
4	8		2	6		7	3
	5	2		3	6		
		6				8	4
3	7		1		8		
	1		2	5			7
6	2		4	8		1	
2	6		8		7		1

	3	5			6
4		2	5		3
	4			5	
	1		6	2	
					2
6			1	3	

1	5		3			7	4
	2		8		7		
4		3		1		2	7
	6		4		3		5
8			2	5		6	
	1	4		2	6		8
7	3		1	4		5	
3		2	5		4	1	

6			1	3	
			4		2
	1	3			4
1			2	4	
	6				1
2			3		1

해답은 다음 페이지에 있습니다.

◀ 150페이지 해답

4	1	3	6	2	5
2	5	1	4	6	3
6	3	5	2	4	1
3	6	2	5	1	4
1	4	6	3	5	2
5	2	4	1	3	6
2	4	6	3	5	1
5	1	3	6	2	4
1	3	5	2	4	6
3	5	1	4	6	2
6	2	4	1	3	5
4	6	2	5	1	3
5	1	3	6	4	2
2	4	6	3	1	5
6	2	4	1	5	3
4	6	2	5	3	1
1	3	5	2	6	4
3	5	1	4	2	6

1	3	5	7	2	6	8	4
6	8	2	4	7	3	5	1
4	6	8	2	5	1	3	7
2	4	6	8	3	7	1	5
7	1	3	5	8	4	6	2
5	7	1	3	6	2	4	8
8	2	4	6	1	5	7	3
3	5	7	1	4	8	2	6
8	2	5	7	3	6	4	1
5	7	2	4	8	3	1	6
1	3	6	8	4	7	5	2
7	1	4	6	2	5	3	8
4	6	1	3	7	2	8	5
2	4	7	1	5	8	6	3
6	8	3	5	1	4	2	7
3	5	8	2	6	1	7	4

151페이지 해답 ▶

3	1	5	2	4	6
5	3	1	4	6	2
2	6	4	1	3	5
6	4	2	5	1	3
4	2	6	3	5	1
1	5	3	6	2	4
1	3	5	2	4	6
4	6	2	5	1	3
2	4	6	3	5	1
5	1	3	6	2	4
3	5	1	4	6	2
6	2	4	1	3	5
6	2	4	1	3	5
3	5	1	4	6	2
5	1	3	6	2	4
1	3	5	2	4	6
4	6	2	5	1	3
2	4	6	3	5	1

7	3	8	5	1	4	2	6
4	8	5	2	6	1	7	3
1	5	2	7	3	6	4	8
5	1	6	3	7	2	8	4
3	7	4	1	5	8	6	2
8	4	1	6	2	5	3	7
6	2	7	4	8	3	1	5
2	6	3	8	4	7	5	1
1	5	8	3	6	2	7	4
6	2	5	8	3	7	4	1
4	8	3	6	1	5	2	7
2	6	1	4	7	3	8	5
8	4	7	2	5	1	6	3
5	1	4	7	2	6	3	8
7	3	6	1	4	8	5	2
3	7	2	5	8	4	1	6

제시된 단어를 3분간 외운 다음 종이로 가리고 밑의 기록란에 순서와 관계없이 생각나는 대로 5분 이내에 적기 바랍니다.

> 탈춤 자루 청년 국화 달래 마늘 발톱 분꽃 석탄 오두막
> 달구지 청국장 감리교 달음질 발전소 편도선 싸움닭
> 오락실 개구리 탐라국 희생자 첫걸음 거북선 최혜국
> 침팬지 청개구리 군고구마

기록란

적합한 숫자나 기호(+, -, ×, ÷)를 (   ) 안에 넣으시오.

6+2+6=(   )　　4+13-6=(   )　　11+12+4=(   )

4+(   )+7=17　　14-6+7=(   )　　12+7+14=(   )

9-5+3=(   )　　16-7-(   )=6　　4+12+12=(   )

7+6+4=(   )　　15+6+4=(   )　　2×11-9=(   )

9+5+3=(   )　　(   )+12-8=13　　(   )-7+6=14

8÷(   )+3=7　　8+12+4=(   )　　5+12-13=(   )

7+9-8=(   )　　3×2+17=(   )　　16-12+(   )=13

8+7-(   )=9　　12(   )2+6=12　　6+14-9=(   )

3×6-3=(   )　　9+13-5=(   )　　3(   )2+16=22

8÷2+2=(   )　　9+6+12=(   )　　16(   )2+8=16

9-4+3=(   )　　7+12-6=(   )　　13-7+8=(   )

6(   )2+4=7　　8+9+4=(   )　　5+9-12=(   )

5+9+6=(   )　　3(   )3+7=16　　16-12(   )6=10

4+8-3=(   )　　13×2(   )9=17　　6+16(   )9=13

8×2+8=(   )　　13×2+8=(   )　　21-7-8=(   )

6(   )3-4=14　　12+8-8=(   )　　16+3-7=(   )

12×2-18=(   )　　9-4+15=(   )　　14÷7×6=(   )

5(   )8-6=7　　12+5(   )7=24　　13-6+8=(   )

3×2×3=(   )　　12+8+7=(   )　　3×2+19=(   )

9(   )7+8=10　　13×2-(   )=18　　16+7-8=(   )

3( )6=9+9　　6+8=24-( )　　5( )6=22+8

6( )6=4+8　　4+7=18-( )　　23-( )=5+8

8( )2=9+7　　9+7=21-( )　　6( )4=16+8

3( )4=9+3　　18-6=( )-7　　5×( )=6+19

9( )2=6+1　　( )+14=12×3　　14+9=4+( )

5( )6=3+8　　8+( )=16+9　　19+5=8×( )

8+( )=4×6　　6( )15=14+7　　24÷2=9+( )

( )+7=8×4　　( )+8=6+17　　3×12=( )+18

8×3=( )+5　　9+( )=3×12　　16( )2=21-7

6×5=( )+8　　3( )9=18+9　　26-( )=12+7

8-5=9( )3　　18( )5=14+9　　17+8=( )+6

5+7=( )+2　　9( )2=15-8　　17-6=18( )7

6×7=7+( )　　2+7=18( )2　　11( )11=6+16

6+7=( )-6　　19-8=6( )5　　25( )5=14-9

9+6=5×( )　　17-2=3( )5　　3( )7=14+7

9+7=8×( )　　18-6=3( )4　　( )÷4=14-8

( )÷4=8-2　　16-9=14( )2　　24÷4=( )÷3

18÷2=( )÷3　　( )+8=36÷3　　12÷2=( )÷4

4×2=( )÷4　　( )+7=12×4　　21-8=( )÷2

9-4=( )÷6　　3( )7=15+6　　18÷3=( )÷5

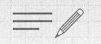

 추리 문제 6개 칸은 1부터 6까지, 8개 칸은 1부터 8까지 가로, 세로 중복되지 않게 순서에 상관없이 공란에 기입한다.

	1		2		4
	3			2	
			1		3
	4			3	1
4		6		1	
1			6		2

	1	4		6	
		1	5		
6	2		3		
	6				
1		6		2	5
3			6	4	

		6	3		
	1			4	2
1	3		2		
		1		2	6
6	2		1		
			5	3	

5		2		8	3		6
	4	7			8	6	
8	2		7	3		4	1
		1		7	2		5
	3	6				5	
	8		5		4		7
3		8		6		7	4
7	1		6		5	3	

6		5		2	7		4
1	6		3			4	
	1	3		8	5		2
8		7	2			3	
2			4		3		8
	2	4		1		8	3
3			2		7		6
7	4			1		8	5

4	1		2		3
		3			
				2	5
	6	4		5	
5		6			4
1	4			3	

6		5		1	
		2	6		
5				6	3
	3		4		5
4				5	
	4			3	6

	3		4		5
		3		5	
	4			3	
5		4	2		3
	5				1
6		5		1	

2	5		1		8	3	
5			4			6	
	6	8		5	1		7
1		6	8		7	2	
	2			1		8	3
4		1	3		2		8
8	3			2		1	
	1	3		8		7	2

3		2		8		1	6
	4		2		1	6	
4		3			5		
	5	8		6		7	4
6	2		8		7		1
		1			3	8	
7	3		1	4		5	2
5		4			2	6	8

해답은 다음 페이지에 있습니다.

추리문제 해답

◀ 156페이지 해답

3	1	5	2	6	4
5	3	1	4	2	6
2	6	4	1	5	3
6	4	2	5	3	1
4	2	6	3	1	5
1	5	3	6	4	2
5	1	4	2	6	3
2	4	1	5	3	6
6	2	5	3	1	4
4	6	3	1	5	2
1	3	6	4	2	5
3	5	2	6	4	1
2	4	6	3	1	5
5	1	3	6	4	2
1	3	5	2	6	4
3	5	1	4	2	6
6	2	4	1	5	3
4	6	2	5	3	1

5	7	2	4	8	3	1	6
2	4	7	1	5	8	6	3
8	2	5	7	3	6	4	1
4	6	1	3	7	2	8	5
1	3	6	8	4	7	5	2
6	8	3	5	1	4	2	7
3	5	8	2	6	1	7	4
7	1	4	6	2	5	3	8
6	3	5	8	2	7	1	4
1	6	8	3	5	2	4	7
4	1	3	6	8	5	7	2
8	5	7	2	4	1	3	6
2	7	1	4	6	3	5	8
5	2	4	7	1	6	8	3
3	8	2	5	7	4	6	1
7	4	6	1	3	8	2	5

157페이지 해답 ▶

4	1	5	2	6	3
2	5	3	6	4	1
6	3	1	4	2	5
3	6	4	1	5	2
5	2	6	3	1	4
1	4	2	5	3	6
6	2	5	3	1	4
3	5	2	6	4	1
5	1	4	2	6	3
1	3	6	4	2	5
4	6	3	1	5	2
2	4	1	6	3	5
1	3	6	4	2	5
4	6	3	1	5	2
2	4	1	5	3	6
5	1	4	2	6	3
3	5	2	6	4	1
6	2	5	3	1	4

2	5	7	1	4	8	3	6
5	8	2	4	7	3	6	1
3	6	8	2	5	1	4	7
1	4	6	8	3	7	2	5
7	2	4	6	1	5	8	3
4	7	1	3	6	2	5	8
8	3	5	7	2	6	1	4
6	1	3	5	8	4	7	2
3	7	2	5	8	4	1	6
8	4	7	2	5	1	6	3
4	8	3	6	1	5	2	7
1	5	8	3	6	2	7	4
6	2	5	8	3	7	4	1
2	6	1	4	7	3	8	5
7	3	6	1	4	8	5	2
5	1	4	7	2	6	3	8

암기 문제 제시된 단어를 3분간 외운 다음 종이로 가리고 밑의 기록란에 순서와 관계없이 생각나는 대로 5분 이내에 적기 바랍니다.

잣죽 질소 짚신 홍합 판다 간첩 곶감 냉이 동산 양식굴
질문자 옷고름 결막염 침엽수 공휴일 무지개 집주인
동백꽃 삼국지 보문사 냉장고 간접세 코끼리 화강암
옹진군 찔레나무 동지팥죽

기록란

적합한 숫자나 기호(+, -, ×, ÷)를 ( ) 안에 넣으시오.

4+6( )5=15   15+8-9=( )   2×15-13=( )

3×6+2=( )   19-4-7=( )   17-8+12=( )

8÷4+7=( )   8+17+3=( )   7+16-13=( )

5+9+4=( )   9+6-11=( )   ( )-11+6=12

2( )6+4=16   12( )3+7=11   9-5+12=( )

6÷2+9=( )   3( )6-6=12   16-12+( )=13

8( )2+7=11   9+8( )13=4   17+9-14=( )

3×2+8=( )   9-4+13=( )   18( )6+13=16

5+8-6=( )   4+5+13=( )   17-12+6=( )

6( )9-2=13   13+6-8=( )   13×2-16=( )

7+5+8=( )   3×4+12=( )   12+9-4=( )

7+6+9=( )   8+12( )7=13   13( )2-7=19

8+7+2=( )   2×6+16=( )   7+19-16=( )

6+5( )6=5   4×6-( )=8   12+8-9=( )

9÷3+8=( )   11×3-9=( )   16+7-14=( )

3+8+( )=15   9+12-7=( )   14÷7+12=( )

7+9-8=( )   8+5+13=( )   16-7( )8=17

( )+7-3=11   18-( )+3=13   12×3-14=( )

4( )3+6=18   13+5-7=( )   16+6-8=( )

8( )2+6=10   12+3+7=( )   18+8( )16=10

$2(\quad)7=5+9$

$3(\quad)3=6+3$

$8+(\quad)=9\times3$

$5\times(\quad)=8+7$

$8(\quad)1=4+3$

$3(\quad)8=4+7$

$4(\quad)4=9+7$

$(\quad)+4=9+8$

$8+7=(\quad)+5$

$6+9=(\quad)+3$

$9\div3=8-(\quad)$

$8\div2=(\quad)-8$

$6+7=5+(\quad)$

$6+2=(\quad)\div3$

$5+4=(\quad)\div4$

$8-2=(\quad)\div5$

$6\div(\quad)=9\div3$

$3\times8=(\quad)+8$

$4\times6=(\quad)+11$

$(\quad)\div7=8-4$

$3(\quad)4=18-6$

$4+17=(\quad)+6$

$19+7=(\quad)+6$

$16-6=(\quad)-7$

$19-(\quad)=5+4$

$16-(\quad)=6+7$

$6+(\quad)=9+16$

$8\times(\quad)=7+17$

$(\quad)\times3=9+12$

$18-(\quad)=13-6$

$16-(\quad)=14-3$

$(\quad)+8=13+9$

$18+6=(\quad)-3$

$14+8=(\quad)+6$

$17-9=(\quad)\div5$

$26\div2=(\quad)\div3$

$24\div12=(\quad)\div8$

$6+2=(\quad)\div4$

$(\quad)\div5=16-8$

$(\quad)\div8=12\div3$

$6(\quad)3=18-9$

$11(\quad)4=5+2$

$9(\quad)4=18+18$

$(\quad)+9=6+15$

$8\times4=26+(\quad)$

$19+7=4+(\quad)$

$6+8=21-(\quad)$

$32-4=9+(\quad)$

$6+(\quad)=9\times3$

$(\quad)+12=12\times3$

$7+15=4+(\quad)$

$6(\quad)3=29-11$

$18(\quad)5=7+16$

$22(\quad)8=9+5$

$24(\quad)12=15-13$

$(\quad)\times7=19+9$

$(\quad)\div6=5+4$

$13-9=(\quad)\div7$

$25\div5=(\quad)\div8$

$18\div3=(\quad)\div6$

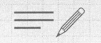

추리문제 6개 칸은 1부터 6까지, 8개 칸은 1부터 8까지 가로, 세로 중복되지 않게 순서에 상관없이 공란에 기입한다.

문제 1

5		4		3	6
1			3		
	1		6	2	
	5				
6			2		1
	6			1	4

문제 2

3	5		4		
		5	2		
	1	3			2
	4			1	5
4		2		3	
	2				3

문제 3

1			2	5	
			4		5
	3	5			
			5	2	6
2		1		6	
	2		6		1

문제 4

7		4	6			3	8
4		1			2		
	3		8	4		5	2
6		3	5		4	2	
	5	8		6	1		4
8	2		7			4	
		7	1		8		3
5		2		8	3		6

문제 5

	8	3			5		7
		8	3		2		4
7	3		1	4		5	
5		4			6		8
	6		4	7			5
8		7	2			1	6
	7	2		8		1	6
6	2		8		7		1

왼쪽 상단 퍼즐

6	3		5		
		3		4	6
	2			1	
			2		1
	4			3	
4		5	3		2

왼쪽 중단 퍼즐

	1			6	
6				2	4
	5		1		6
5				1	
3		4	2		
		2		3	5

왼쪽 하단 퍼즐

2			4		3
	1				
6		5		4	1
	6		5		4
			3	5	
5		4		3	

오른쪽 상단 퍼즐

5		2			3			1
	2		6	1		8	3	
3		8		5		4		
	4	6			7			5
6			5	8		7		
		7	1		8	3		
8		5		2	6			4
4	7		3	6			5	8

오른쪽 하단 퍼즐

4		3	6		5			2
		5			7	1		
2	7		4	6			5	
		6	1		8			5
	2	4		1			8	3
3	8		5		4			
8		7			4	1		6
	6	8		5			4	7

해답은 다음 페이지에 있습니다.

추리
문제 **해답**

◀ 162페이지 해답

163페이지 해답 ▶

제시된 단어를 3분간 외운 다음 종이로 가리고 밑의 기록란에 순서와
관계없이 생각나는 대로 5분 이내에 적기 바랍니다.

외도 청어 탁구 일벌 처서 강릉 구슬 박쥐 석류 영종도
처용가 단백질 영주권 구관조 레이더 수도원 추어탕
반대말 석간지 거래처 외교관 판소리 강속구 평안도
자유곡 내연기관 아카시아

기록란

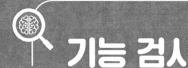

기능 검사

☑ 숫자 읽기

아래 숫자를 숫자(예 4-사, 9-구, 3-삼, 6-육과 같이)로 끝까지 소리 내어 읽고 걸린 시간을 기록한다.　　　　　　　　　　　　[　　　　분　　　　초]

```
7 8 9 4 6 7 3 7 8 6 9 5 8 7 3 6 5 7 9 3 6
7 6 8 9 5 9 7 4 6 3 7 9 3 8 6 3 6 9 7 6 5
7 8 4 5 8 3 6 7 5 6 9 3 6 5 9 7 6 5 3 6 9
5 4 5 5 8 4 3 8 4 8 7 3 6 9 5 7 9 3 9 4 6
8 7 8 9 4 6 8 3 7 9 4 7 8 4 7 3 5 9 3 6 8
4 8 7 5 8 9 4 8 6 3 3 7 6 4 9 8 9 4 6 8 7
3 9 7 6 5 8 9 4 6 8 3 4 7 8 3 3 9 8 7 5 3
6 5 7 8 7 3 6 9 7 3 6 5 7 8 4 3 8 6 7 9 3
5 7 6 6 3 8 7 5 5 9 4 6 8 4 9 8 5 7 7 8 5
6 4 4 9 6 7 4 8 4 6 9 3 5 6 4 5 8 4 5 4 7
9 8 4 9 6 3 7 3 9 6 8 5 4 7 9 3 3 4 5 8 5
8 5 4 7 8 3 6 5 4 6 7 6 9 3 5 8 7 6 8 3 4
8 6 9 4 6 7 8 3 6 9 7 6 3 9 8 6 8 9 9 5 3 4
7 6 9 7 9 5 4 6 8 3 4 7 8 3 3 9 8 7 5 3 6
```

☑ 색채 읽기

위 숫자를 숫자로 읽지 않고 색채(예 5-빨강, 6-파랑, 4-노랑, 7-빨강, 8-검정, 6-초록, 4-보라와 같이)로 소리 내어 읽는다.　　　　　[　　　　분　　　　초]

☑ 숫자 계산

숫자를 더해서 십 자리는 제하고 한 자릿수만 적는다. 예를 들어 9와 6을 더하면 15이지만 10은 제하고 5만, 6과 8을 더하면 14이지만 4만, 8과 3은 1을, 3과 7은 0을 숫자와 숫자 사이에 적는다(7. **책의 사용 방법 설명 참조**). 끝까지 한 다음 걸린 시간을 기록한다.　　　　　　　　　　[　　　분　　　초]

```
8 9 4 8 6 6 8 3 7 5 3 8 4 5 8 6 5 7 9 5 6 9 4
6 9 4 5 3 4 7 8 3 7 8 7 5 8 3 3 5 4 3 6 7 3 8
5 6 6 5 8 7 9 5 9 4 7 8 9 5 3 7 4 4 9 6 8 3 5
7 8 4 3 7 5 4 9 3 8 4 9 4 5 7 4 8 5 9 6 5 7 3
6 9 5 9 4 7 8 7 5 3 8 4 9 5 3 7 4 3 6 7 5 8 4
3 9 6 5 6 5 9 8 3 3 8 6 7 9 4 9 7 5 6 7 9 5 6
3 8 7 9 5 4 7 3 5 8 7 4 6 3 9 8 5 3 6 5 9 3 5
7 9 5 7 3 6 4 7 6 8 4 5 8 5 7 9 6 7 3 4 6 5 8
8 7 4 5 6 5 3 9 4 6 8 3 7 9 6 9 3 7 8 7 6 5 8
7 5 6 8 4 5 8 3 8 6 7 9 5 7 9 6 7 7 4 9 5 4 6
7 9 4 3 7 4 4 9 6 6 8 3 7 5 7 6 9 3 5 7 6 9 8
3 5 6 8 7 3 8 7 3 9 5 3 4 9 5 7 4 7 8 3 9 8 7
6 8 3 7 6 4 9 5 8 5 6 5 8 4 9 3 5 4 8 3 7 9 4
7 9 4 8 3 8 5 7 9 5 3 8 5 7 9 4 5 5 9 3 4 4 6
7 5 8 9 8 5 6 5 8 6 8 3 7 5 4 9 3 5 4 5 8 6 9
3 5 6 4 7 4 4 6 5 4 5 8 3 7 8 9 5 6 5 6 4 7 8
5 4 8 6 4 5 3 8 7 8 3 8 5 8 9 7 6 3 4 8 9 7 6
8 5 7 8 9 8 3 7 8 7 6 5 9 6 4 6 9 3 4 7 9 3 4
```

계산
문제

적합한 숫자나 기호(+, -, ×, ÷)를 ( ) 안에 넣으시오.

9 - 4 + 3 = ( )　　9-6( )13=16　　14+8-12=( )
4 ÷ 2 + 9 = ( )　　7+13+8=( )　　16+11-5=( )
3 × 8 - 6 = ( )　　( )-6+3=15　　12( )6+16=18
3 × 4 × 2 = ( )　　9+17-( )=17　　15-6-4=( )
3 + 6 + ( ) = 18　　3×3+12=( )　　6+15-16=( )
3 × 2 × 3 = ( )　　12( )6+6=8　　3×2+18=( )
9 + 7 + 8 = ( )　　11×2-9=( )　　9+18-16=( )
7 + 8 ( )9 = 6　　6+12-7=( )　　3( )2+12=18
8 + 9 + 2 = ( )　　2×12-8=( )　　7+19-9=( )
6 + 2 - 5 = ( )　　13×2-9=( )　　12+8-8=( )
2 × 2 ( )9 = 13　　12( )2-7=17　　18+8-16=( )
9 + 4 - 5 = ( )　　12÷3+8=( )　　6+14-17=( )
7 + 8 + 4 = ( )　　9+14( )8=15　　12( )4+6=9
8 + 6 - 6 = ( )　　8+5-7=( )　　17+8-13=( )
7 - 4 + 6 = ( )　　18( )9+3=12　　3×4+15=( )
4 × 2 ( )8 = 16　　6+15+3=( )　　( )-7+5=14
7 + 8 - 5 = ( )　　22÷2+3=( )　　8( )17-14=11
9 ( )6 + 3 = 6　　24÷6+6=( )　　9+13-( )=7
4 + 3 + 6 = ( )　　8+17+3=( )　　8+12-7=( )
3 ( )6 - 2 = 16　　5+6+14=( )　　8+3+12=( )

9+4=3+( )   8+7=19( )4   14( )2=18-2

9( )3=7-1   19+3=8+( )   8+( )=3×7

8( )2=9+7   21-( )=7+5   6( )4=17+7

6+( )=3×7   11×3=( )+9   ( )×12=26-2

9( )2=8+3   ( )+8=12×3   18+9=6+( )

3( )6=9+9   5+( )=12×3   15+9=( )+7

6( )3=8-6   6+( )=4×2+9   3+14=23-( )

( )+7=4×6   7( )3=29-8   4+14=9+( )

9-6=9( )3   5( )16=9+12   6+( )=17-2

12÷3=( )÷8   21( )9=3+9   ( )+4=3×8

9-2=( )÷6   21( )7=14-11   19-6=2+( )

9+2=( )÷3   ( )-4=14-9   21-( )=18-2

4×3=( )÷5   6+8=23-( )   ( )+3=34÷2

6+6=6×( )   18-7=7+( )   29-( )=2×9

5+9=2×( )   8+14=( )-6   ( )×3=3+18

9-3=8-( )   12+8=( )+7   ( )×7=27+8

( )×3=9+9   5+( )=21-6   18-12=( )÷4

8+9=( )+2   4+( )=14+7   24÷3=( )×4

9-4=8-( )   4+( )=24÷3   24÷3=13-( )

( )÷3=7+4   ( )÷12=12-8   24+4=( )×4

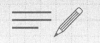

 추리 문제 6개 칸은 1부터 6까지, 8개 칸은 1부터 8까지 가로, 세로 중복되지 않게 순서에 상관없이 공란에 기입한다.

1		6		5	
		2	5		4
6				4	
	1		6	2	
2			4		3
5					6

6		3		1			7
	5	8		6		7	4
8	2		7		6	4	
4		1		7			5
	3		8	4		5	
7		4	6		5		8
	4	7		5		6	
5	7			8		1	6

			6		1
	3	6		2	
5			2		
		1		3	
6	2		3		4
4		3		5	

4	8		5			6	1
7		5	8			1	
	6	8		5	1		7
8	4		1		7	2	
5		3					2
	5		2	4		3	6
6		4		1		8	
3		1	4		2		8

	2		6		1
1				5	
4		3	5		6
	5			6	
	3		1		
3		2		1	

퍼즐 1 (좌상)

2			1		6
4		5			2
	3	1		2	
3					
	4		6		5
5	2			1	

퍼즐 2 (좌중)

6		1		2	
		3	6		1
	2			1	4
3				5	
1		2	5		
				6	3

퍼즐 3 (좌하)

	2		1		6
1					
	3		2		
3		4		2	5
	4	1			2
2			5	1	

퍼즐 4 (우상)

6	1			8			7	2
		7	1				3	
4	7			6	2			8
1		6		3			2	5
	6	8			1			
7	2		6	1			8	3
5			2	4		3		1
	3	5		2	6			

퍼즐 5 (우하)

3		2		7			6	1
				3	8			5
5		4	7			6	8	
	6			5			4	7
8		7	2		1			6
6	3		8	2			1	
		1		6	3			8
4		3	6			5		2

해답은 다음 페이지에 있습니다.

해답

◀ 170페이지 해답

1	4	6	3	5	2
3	6	2	5	1	4
6	3	5	2	4	1
4	1	3	6	2	5
2	5	1	4	6	3
5	2	4	1	3	6

3	5	2	6	4	1
1	3	6	4	2	5
5	1	4	2	6	3
2	4	1	5	3	6
6	2	5	3	1	4
4	6	3	1	5	2

5	2	4	6	3	1
1	4	6	2	5	3
4	1	3	5	2	6
2	5	1	3	6	4
6	3	5	1	4	2
3	6	2	4	1	5

6	8	3	5	1	4	2	7
3	5	8	2	6	1	7	4
8	2	5	7	3	6	4	1
4	6	1	3	7	2	8	5
1	3	6	8	4	7	5	2
7	1	4	6	2	5	3	8
2	4	7	1	5	8	6	3
5	7	2	4	8	3	1	6

4	8	2	5	7	3	6	1
7	3	5	8	2	6	1	4
2	6	8	3	5	1	4	7
8	4	6	1	3	7	2	5
5	1	3	6	8	4	7	2
1	5	7	2	4	8	3	6
6	2	4	7	1	5	8	3
3	7	1	4	6	2	5	8

171페이지 해답 ▶

2	5	3	1	4	6
4	1	5	3	6	2
6	3	1	5	2	4
3	6	4	2	5	1
1	4	2	6	3	5
5	2	6	4	1	3

6	3	1	4	2	5
2	5	3	6	4	1
5	2	6	3	1	4
3	6	4	1	5	2
1	4	2	5	3	6
4	1	5	2	6	3

4	2	5	1	3	6
1	5	2	4	6	3
5	3	6	2	4	1
3	1	4	6	2	5
6	4	1	3	5	2
2	6	3	5	1	4

6	1	3	5	8	4	7	2
2	5	7	1	4	8	3	6
4	7	1	3	6	2	5	8
1	4	6	8	3	7	2	5
3	6	8	2	5	1	4	7
7	2	4	6	1	5	8	3
5	8	2	4	7	3	6	1
8	3	5	7	2	6	1	4

3	8	2	5	7	4	6	1
7	4	6	1	3	8	2	5
5	2	4	7	1	6	8	3
1	6	8	3	5	2	4	7
8	5	7	2	4	1	3	6
6	3	5	8	2	7	1	4
2	7	1	4	6	3	5	8
4	1	3	6	8	5	7	2

암기 문제 제시된 단어를 3분간 외운 다음 종이로 가리고 밑의 기록란에 순서와 관계없이 생각나는 대로 5분 이내에 적기 바랍니다.

> 탄광 판사 구리 로켓 부채 석물 방게 불교 선장 앵무새
> 청암사 수정과 오동도 척후병 구청장 반딧불 석굴암
> 단열재 탄생석 부엉이 심판관 거간꾼 흑고약 강진군
> 자외선 구름다리 흔들의자

기록란

적합한 숫자나 기호(+, -, ×, ÷)를 (   ) 안에 넣으시오.

3×2(   )3=18   12+6-7=(   )   3×3+12=(   )

9+7+3=(   )   3(   )4+5=17   15+9-(   )=8

7+8(   )5=10   3+12-7=(   )   13×2-4=(   )

8(   )9+2=19   2×5+12=(   )   9-7+12=(   )

6+7-5=(   )   3×4+12=(   )   18-12+7=(   )

6×3-4=(   )   3×7(   )13=8   17+(   )-12=14

9+8-7=(   )   9-4+14=(   )   14(   )2+8=15

5+9-6=(   )   7(   )8-11=4   15-12+8=(   )

7-3+6=(   )   8-6+13=(   )   14×2-14=(   )

4×3+6=(   )   6+17(   )8=15   8-6+13=(   )

8÷2+7=(   )   7-6+13=(   )   16-12+7=(   )

6+8-5=(   )   9(   )3+15=18   12×3-15=(   )

7+8-8=(   )   7+17-6=(   )   15+3-8=(   )

8(   )2+7=11   8+12-(   )=13   18+3-12=(   )

4+7+(   )=18   5+7+13=(   )   3(   )12-13=23

9-2-4=(   )   7+(   )-11=5   11-8+15=(   )

(   )×3-6=12   8-7+11=(   )   9(   )18-15=12

7+4+2=(   )   3×7-(   )=9   16-12+7=(   )

(   )+3-5=7   4×5-12=(   )   6+16(   )13=9

3×2+8=(   )   8+7-4=(   )   4×5-12=(   )

174

$3+(\quad)=9+7$

$(\quad)+7=4\times5$

$5+(\quad)=9+8$

$(\quad)-6=3+8$

$(\quad)+2=7+8$

$7\times(\quad)=9+5$

$(\quad)\times2=8+4$

$(\quad)+2=3\times6$

$9+6=(\quad)-7$

$4+3=(\quad)\div4$

$7-2=(\quad)\div6$

$21\div3=12-(\quad)$

$4\times4=(\quad)+4$

$6\div(\quad)=9-7$

$5+8=3+(\quad)$

$4+2=9-(\quad)$

$(\quad)\div6=8-2$

$6\times6=3+(\quad)$

$2+7=(\quad)-9$

$7+(\quad)=6+8$

$16+9=(\quad)+4$

$19-8=5+(\quad)$

$9+17=(\quad)+3$

$(\quad)+3=18+6$

$9(\quad)7=12+4$

$16\div2=5+(\quad)$

$6+(\quad)=14+9$

$19(\quad)7=5+7$

$(\quad)-7=12+6$

$26-(\quad)=8+7$

$5(\quad)9=18-4$

$18(\quad)6=9+3$

$15-4=(\quad)\div3$

$15-8=(\quad)\div6$

$13\times2=(\quad)+6$

$4+12=21-(\quad)$

$(\quad)-4=17-3$

$(\quad)\div4=2+7$

$(\quad)\div6=14-9$

$28-(\quad)=5+14$

$(\quad)+13=3\times7$

$6+13=31-(\quad)$

$23-7=4\times(\quad)$

$(\quad)-4=13+5$

$18+9=(\quad)+4$

$27-2=18+(\quad)$

$24-11=9+(\quad)$

$12+24=9\times(\quad)$

$5+(\quad)=19-2$

$(\quad)\div4=27\div3$

$4\times8=16\times(\quad)$

$25-(\quad)=3\times6$

$(\quad)\div8=21-17$

$8\times3=14+(\quad)$

$(\quad)\times8=24+8$

$(\quad)\div7=18-12$

$32-4=7\times(\quad)$

$17-(\quad)=24\div4$

$6\times6=(\quad)+24$

$4\times3=26-(\quad)$

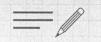

 6개 칸은 1부터 6까지, 8개 칸은 1부터 8까지 가로, 세로 중복되지 않게 순서에 상관없이 공란에 기입한다.

Grid 1 (6×6)

	5		3		4
	3			4	
4			5		6
	4				3
3		2		1	
5			6		1

Grid 2 (6×6)

	2	6		1	
1		2	6		5
	1	5		6	
					6
	3				4
3			2	5	

Grid 3 (6×6)

3			4		2
	3			4	6
5	1		6		
		6			1
6	2		1		
		2	5		

Grid 4 (8×8)

4	6		3		2		
	2	5		3		4	1
6			5	1		2	7
	4	7			8		
	3		8	4		5	2
5		2		8	3		6
	1		6		5	3	
3	5		2			7	8

Grid 5 (8×8)

5		4	7		6		3
3	8		5	7		6	1
	4	6		3	8		
2		1	4		3	5	
4			6	8		7	
	5	7			1		
6		5		2		1	4
	6		3		2		7

Puzzle 1

	3			4	2
	5		3		
5			6		1
3	6				
			2	5	
4		3		2	6

Puzzle 2

1	4		5		
3		4		5	2
	3		4		
4					3
	5		6		1
		6		1	

Puzzle 3

4		6			
	5			2	4
		1		6	
2		4			5
6			5	1	
	1	5			6

Puzzle 4

	8		4	7		6	1
7	2			1		8	
2		7	1				6
	7		3	6		5	8
6		3		8	4	7	
1	4		8		7		5
	5		2		1		
3	6		2			4	7

Puzzle 5

1		7			8		3
	8		6	1		2	
	5	8		6	1		4
8		6	1		7		
	1		7	2		3	
	2		8	3			6
7		5	8		6	4	
3	6		4	7		8	5

해답은 다음 페이지에 있습니다.

해답

◀ 176페이지 해답

2	5	1	3	6	4
6	3	5	1	4	2
4	1	3	5	2	6
1	4	6	2	5	3
3	6	2	4	1	5
5	2	4	6	3	1

5	2	6	4	1	3
1	4	2	6	3	5
4	1	5	3	6	2
2	5	3	1	4	6
6	3	1	5	2	4
3	6	4	2	5	1

3	5	1	4	6	2
1	3	5	2	4	6
5	1	3	6	2	4
2	4	6	3	5	1
6	2	4	1	3	5
4	6	2	5	1	3

4	6	1	3	7	2	8	5
8	2	5	7	3	6	4	1
6	8	3	5	1	4	2	7
2	4	7	1	5	8	6	3
1	3	6	8	4	7	5	2
5	7	2	4	8	3	1	6
7	1	8	6	2	5	3	4
3	5	4	2	6	1	7	8

5	2	4	7	1	6	8	3
3	8	2	5	7	4	6	1
7	4	6	1	3	8	2	5
2	7	1	4	6	3	5	8
4	1	3	6	8	5	7	2
8	5	7	2	4	1	3	6
6	3	5	8	2	7	1	4
1	6	8	3	5	2	4	7

177페이지 해답 ▶

6	3	5	1	4	2
2	5	1	3	6	4
5	2	4	6	3	1
3	6	2	4	1	5
1	4	6	2	5	3
4	1	3	5	2	6

1	4	2	5	6	3
3	6	4	1	5	2
6	3	1	4	2	5
4	1	5	2	6	3
2	5	3	6	4	1
5	2	6	3	1	4

4	2	6	3	5	1
1	5	3	6	2	4
5	3	1	4	6	2
2	6	4	1	3	5
6	4	2	5	1	3
3	1	5	2	4	6

5	8	2	4	7	3	6	1
7	2	4	6	1	5	8	3
2	5	7	1	4	8	3	6
4	7	1	3	6	2	5	8
6	1	3	5	8	4	7	2
1	4	6	8	3	7	5	2
8	3	5	7	2	6	1	4
3	6	8	2	5	1	4	7

1	4	7	2	5	8	6	3
5	8	3	6	1	4	2	7
2	5	8	3	6	1	7	4
8	3	6	1	4	7	5	2
6	1	4	7	2	5	3	8
4	7	2	5	8	3	1	6
7	2	5	8	3	6	4	1
3	6	1	4	7	2	8	5

암기
문제

제시된 단어를 3분간 외운 다음 종이로 가리고 밑의 기록란에 순서와
관계없이 생각나는 대로 5분 이내에 적기 바랍니다.

암소 화병 완행 커튼 케냐 피리 겉옷 물범 삼치 알파벳
능성어 컴퓨터 잠꼬대 친손자 보청기 격려문 삼촌댁
세무서 물망초 노동청 두견이 관람료 피라미 갈근탕
캐나다 인공위성 노랑나비

기록란

계산문제 적합한 숫자나 기호(+, -, ×, ÷)를 ( ) 안에 넣으시오.

7 + 8 + 9 = ( )

8 + 9 + 2 = ( )

7 - 3 + 8 = ( )

3 × 2 + 12 = ( )

7 + 8 - 7 = ( )

9 - 3 + 6 = ( )

8 ( )2 + 7 = 11

7 + 8 - 6 = ( )

8 ÷ 2 + 7 = ( )

5 + 2 + ( ) = 12

2 × 7 - 4 = ( )

2 × 3 + 4 = ( )

( ) + 8 - 7 = 7

3 ( )2 + 9 = 15

8 + 5 + 5 = ( )

8 × 2 ( )7 = 9

2 + 6 + 8 = ( )

7 × 2 + 5 = ( )

6 ÷ 3 + 7 = ( )

6 ( )8 - 3 = 11

15 + 12 - 8 = ( )

3 × 7 - 12 = ( )

12 - 7 + 7 = ( )

8 ( )9 - 14 = 3

8 + 15 - 7 = ( )

14 - 6 + 4 = ( )

8 + 13 + 6 = ( )

18 ( )6 + 5 = 17

3 × 2 + 12 = ( )

16 ( )2 - 4 = 4

18 ÷ 3 + 8 = ( )

12 × 2 - 7 = ( )

18 ÷ 2 + 7 = ( )

7 + 9 - 12 = ( )

5 ( )3 - 12 = 3

15 - 5 + 7 = ( )

12 × 2 - 6 = ( )

17 + 5 ( )7 = 15

19 + 8 - 7 = ( )

9 - 4 + 15 = ( )

13 ( )2 - 14 = 12

7 ( )19 - 8 = 18

11 × 3 - 14 = ( )

16 - 12 ( )3 = 7

18 + 3 - ( ) = 9

14 + 8 - 13 = ( )

( ) + 13 - 7 = 18

13 - 7 + 16 = ( )

7 ( )3 - 13 = 8

13 + 13 - 9 = ( )

9 + 12 + 3 = ( )

18 - 13 + 7 = ( )

8 + 17 - 12 = ( )

18 ( )3 + 6 = 12

7 + 18 - 15 = ( )

6 × 2 + 19 = ( )

16 + 8 - 15 = ( )

12 × 2 - 13 = ( )

17 + 8 - 12 = ( )

12 × 4 - 18 = ( )

4×(   )=6×2　　21-(   )=7+8　　19-4=(   )+3

4+(   )=7+8　　24-6=(   )+6　　14+(   )=15+9

9(   )9=9×2　　17+4=(   )-6　　27-(   )=12+6

9-(   )=2+3　　6×4=12(   )2　　7+(   )=21+4

(   )-6=7+6　　5+(   )=12×3　　4×8=16+(   )

(   )+8=3×8　　7(   )9=11+5　　12+15=9×(   )

(   )×8=7+9　　23(   )8=7+8　　24+12=12×(   )

7×(   )=9+5　　7(   )4=19+9　　12÷3=(   )÷9

9+2=7+(   )　　16(   )4=9-5　　9+(   )=19-3

7+6=5(   )8　　13-(   )=8-4　　26-(   )=12+7

4+2=9(   )3　　5+(   )=14+8　　26-5=14+(   )

3+7=2(   )5　　12-(   )=16-9　　6(   )3=24-6

9-5=8(   )2　　8×3=2+(   )　　16(   )2=12+6

7+9=3+(   )　　21-2=(   )+2　　23(   )11=7+5

4+9=(   )-7　　21÷7=9-(   )　　16(   )4=13-9

4+9=7(   )6　　13-9=(   )÷5　　8(   )9=24-7

8÷2=(   )÷7　　24÷8=9-(   )　　24÷6+5=5+(   )

9+9=3×(   )　　(   )÷4=15-9　　17+8=5×(   )

4×3=(   )÷2　　27÷3=3×(   )　　23+9=8×(   )

(   )÷9=8÷2　　(   )÷3=17-4　　16+7=(   )+4

6개 칸은 1부터 6까지, 8개 칸은 1부터 8까지 가로, 세로 중복되지 않게 순서에 상관없이 공란에 기입한다.

Grid 1 (6×6)

	6			1	4
1			3	5	
5					6
	5		4	6	
			6		5
6		5			1

Grid 2 (6×6)

	2	6			
3			1		2
	4			3	
	1		2		
2		3	6		1
6				2	5

Grid 3 (6×6)

1			6		5
	6		2		
	3	1			4
			3	6	
2		3		4	
	2		4		3

Grid 4 (8×8)

3	7			6		5	8
	5	7		4			6
5			6		4	7	
	3	5		2		1	4
		2	5		3		1
8	4		1	3		2	
2		8			1		7
	2	4		1	5		3

Grid 5 (8×8)

		3	6		4	7	
2	6		3	5		4	7
		6			7		5
6	2		7		5	8	
		1		6			8
1		7	2		8	3	
4	8		5		3		1
	3	5		2		1	4

퍼즐 1 (좌상단)

6		5	2		1
	5			6	
4		3			5
					2
3	6			1	
		4		3	6

퍼즐 2 (좌중단)

2	6		1		
		6	3		1
	4				3
3			2	4	
1	5				4
	3			6	

퍼즐 3 (좌하단)

		6	3		
		3		4	2
5				2	6
		4	1		
6			5	3	
	1	5			4

퍼즐 4 (우상단)

5		3	6			4	2	
	6		4			2		
7		5		3			4	1
2		8	3			1		4
	7		5				1	
1		7		5	8			3
	1		7	2			3	8
8		6	1			7	5	

퍼즐 5 (우하단)

5	8		6	1			2	7
	5	8			6	1		4
6		4				5	3	
1			2	5			6	
		1	4			2		5
8		6					5	2
	7		5			3	1	
7		5			3	6		1

해답은 다음 페이지에 있습니다.

◀ 182페이지 해답

[6×6]

3	6	2	5	1	4
1	4	6	3	5	2
5	2	4	1	3	6
2	5	1	4	6	3
4	1	3	6	2	5
6	3	5	2	4	1

5	2	6	3	1	4
3	6	4	1	5	2
1	4	2	5	3	6
4	1	5	2	6	3
2	5	3	6	4	1
6	3	1	4	2	5

1	4	2	6	3	5
3	6	4	2	5	1
6	3	1	5	2	4
4	1	5	3	6	2
2	5	3	1	4	6
5	2	6	4	1	3

[8×8]

3	7	1	4	6	2	5	8
1	5	7	2	4	8	3	6
5	1	3	6	8	4	7	2
7	3	5	8	2	6	1	4
4	8	2	5	7	3	6	1
8	4	6	1	3	7	2	5
2	6	8	3	5	1	4	7
6	2	4	7	1	5	8	3

5	1	3	6	8	4	7	2
2	6	8	3	5	1	4	7
8	4	6	1	3	7	2	5
6	2	4	7	1	5	8	3
3	7	1	4	6	2	5	8
1	5	7	2	4	8	3	6
4	8	2	5	7	3	6	1
7	3	5	8	2	6	1	4

183페이지 해답 ▶

[6×6]

6	3	5	2	4	1
2	5	1	4	6	3
4	1	3	6	2	5
1	4	6	3	5	2
3	6	2	5	1	4
5	2	4	1	3	6

2	6	4	1	3	5
4	2	6	3	5	1
6	4	2	5	1	3
3	1	5	2	4	6
1	5	3	6	2	4
5	3	1	4	6	2

4	2	6	3	1	5
1	5	3	6	4	2
5	3	1	4	2	6
2	6	4	1	5	3
6	4	2	5	3	1
3	1	5	2	6	4

[8×8]

5	8	3	6	1	4	2	7
3	6	1	4	7	2	8	5
7	2	5	8	3	6	4	1
2	5	8	3	6	1	7	4
4	7	2	5	8	3	1	6
1	4	7	2	5	8	6	3
6	1	4	7	2	5	3	8
8	3	6	1	4	7	5	2

5	8	3	6	1	4	2	7
2	5	8	3	6	1	7	4
6	1	4	7	2	5	3	8
1	4	7	2	5	8	6	3
3	6	1	4	7	2	8	5
8	3	6	1	4	7	5	2
4	7	2	5	8	3	1	6
7	2	5	8	3	6	4	1

제시된 단어를 3분간 외운 다음 종이로 가리고 밑의 기록란에 순서와 관계없이 생각나는 대로 5분 이내에 적기 바랍니다.

책상 외가 휘장 타자 교회 바지 부관 바퀴 부녀 애호박
서유기 자전거 청주시 포스터 채무자 교황청 수용소
러시아 책가방 일란성 거문고 팔꿈치 다이빙 춘향전
타이완 구곡폭포 파프리카

기록란

계산문제 적합한 숫자나 기호(+, -, ×, ÷)를 ( ) 안에 넣으시오.

8÷4+8=( )   3×6+14=( )   12+7+2=( )

6( )8-3=11   4×3+17=( )   17+9-( )=11

9+8( )7=10   ( )-4+6=14   7+( )-4=16

9+8-6=( )   16+8-9=( )   18-12+7=( )

8-3+6=( )   12-6+( )=13   3( )8-8=16

4( )4+6=22   16( )7+3=12   8-4+3=( )

7+6-8=( )   18÷2+7=( )   8+13-12=( )

9-6+3=( )   6( )4-14=10   16( )8+15=17

4+6-7=( )   16-8+8=( )   2×4+15=( )

2×6+4=( )   17-4-3=( )   18-7+8=( )

8÷4+6=( )   8+12-7=( )   8( )17-16=9

7+9-8=( )   9( )3+16=19   16-13+6=( )

8( )4+9=11   4+18-6=( )   6×4-13=( )

6÷2+7=( )   7+13+3=( )   14÷7+7=( )

( )×4-8=20   12-5+9=( )   12+5+16=( )

9-5+3=( )   3×11-9=( )   9+12( )13=8

6+( )+7=19   8+17( )8=17   5×2+16=( )

8+2-5=( )   12+7-3=( )   17+9-13=( )

7+8+9=( )   18÷2-3=( )   3×8-11=( )

2×6+( )=17   12÷2( )7=13   9-2+13=( )

4 + (　　) = 9 - 3　　　3 × 5 = 22 - (　　)　　　(　　) + 4 = 17 + 7

7 + (　　) = 4 × 5　　　(　　) + 7 = 17 + 6　　　(　　) × 2 = 24 ÷ 2

8 × (　　) = 9 + 7　　　17 - 5 = (　　) + 6　　　23 - (　　) = 3 × 6

(　　) ÷ 3 = 9 - 1　　　12 + 6 = (　　) - 3　　　13 + (　　) = 16 + 9

3 (　　) 9 = 7 + 5　　　8 + (　　) = 12 + 9　　　21 - 7 = 6 + (　　)

2 (　　) 8 = 9 + 7　　　19 - (　　) = 7 + 5　　　14 + 9 = (　　) - 7

9 (　　) 2 = 6 + 1　　　19 + 4 = 6 + (　　)　　　12 × 2 = 4 (　　) 6

9 (　　) 3 = 8 - 5　　　18 - (　　) = 14 - 7　　　18 × 2 = 9 × (　　)

9 + 3 = 4 × (　　)　　　6 + (　　) = 9 + 18　　　16 (　　) 7 = 17 - 8

7 × 3 = (　　) + 8　　　(　　) × 9 = 18 + 9　　　(　　) × 4 = 12 + 8

9 + 4 = (　　) - 6　　　8 × (　　) = 26 + 6　　　7 × 3 = 14 + (　　)

5 × 5 = (　　) + 6　　　15 (　　) 6 = 17 - 8　　　3 × (　　) = 29 - 8

9 + 8 = 5 + (　　)　　　18 - 7 = 2 (　　) 9　　　(　　) + 2 = 9 + 16

7 + 7 = 7 × (　　)　　　25 - 4 = 3 (　　) 7　　　(　　) - 13 = 18 - 9

5 + 7 = 6 (　　) 2　　　14 + 9 = (　　) - 5　　　12 × (　　) = 16 + 8

6 + 7 = (　　) - 7　　　24 ÷ 2 = 2 × (　　)　　　5 × (　　) = 18 + 7

(　　) ÷ 7 = 7 - 3　　　9 × (　　) = 29 - 2　　　16 + 9 = 5 + (　　)

8 ÷ 4 = (　　) ÷ 8　　　4 (　　) 6 = 12 × 2　　　28 ÷ 4 = (　　) ÷ 3

9 + 6 = (　　) - 4　　　6 × (　　) = 12 × 3　　　17 - 11 = (　　) ÷ 4

(　　) + 6 = 6 × 4　　　14 (　　) 2 = 11 - 4　　　14 ÷ 2 = (　　) ÷ 4

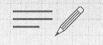

추리 문제
6개 칸은 1부터 6까지, 8개 칸은 1부터 8까지 가로, 세로 중복되지 않게 순서에 상관없이 공란에 기입한다.

표 1 (6×6)

1		2		6	
		4	6		5
6				5	
	2		1	3	
2		3			4
5					1

표 2 (6×6)

		2	5		1
1		5		6	4
	5		4		
6					
	4		3	1	
5		3		4	

표 3 (6×6)

2			1	5	
	2	6			5
6			5		
	1		2		4
1		3		4	
			4		6

표 4 (8×8)

	6		3		1	4	
7	3		8			1	4
4		2		7	3		1
	5				3		
	1	3		8	4		2
3		1	4		2	5	
8	4			3		2	5
	2	4		1	5		3

표 5 (8×8)

2	6			5	8		7
	4		1				5
4		3	5		2	6	
6	2			1	4		3
	7	2		6		5	8
5			6		3	7	
	5	8			7		6
7		6		2		1	4

퍼즐 1

6		2		3	1
2	6		1		
	3		4	2	
					4
1			6		
	2			1	5

퍼즐 2

	6	2			5
1		6			
	2			3	1
	5			6	
6		5	1		2
4				2	

퍼즐 3

5		1			
	5			4	2
	2	6			
2			1		3
6		2		3	
	1	5			4

퍼즐 4

	3	6		4	7			2
		1	4		2			
	5			3	6		7	4
6		4			5			
	7	2		8			1	6
7	2		8			6	4	
5		3		1	4			7
	4	7		5			6	3

퍼즐 5

2	5		8	6			7	4
	3	1			7			
	4						8	5
7	2		5		6			1
5		6	3		4	2		
	4	2		5				3
6	1		4		5	3		
4		5		8	3			6

해답은 다음 페이지에 있습니다.

◀ 188페이지 해답

1	5	2	4	6	3
3	1	4	6	2	5
6	4	1	3	5	2
4	2	5	1	3	6
2	6	3	5	1	4
5	3	6	2	4	1

4	6	2	5	3	1
1	3	5	2	6	4
3	5	1	4	2	6
6	2	4	1	5	3
2	4	6	3	1	5
5	1	3	6	4	2

2	6	4	1	5	3
4	2	6	3	1	5
6	4	2	5	3	1
3	1	5	2	6	4
1	5	3	6	4	2
5	3	1	4	2	6

2	6	8	3	5	1	4	7
7	3	5	8	2	6	1	4
4	8	2	5	7	3	6	1
1	5	7	2	4	8	3	6
5	1	3	6	8	4	7	2
3	7	1	4	6	2	5	8
8	4	6	1	3	7	2	5
6	2	4	7	1	5	8	3

2	6	1	3	5	8	4	7
8	4	7	1	3	6	2	5
4	8	3	5	7	2	6	1
6	2	5	7	1	4	8	3
3	7	2	4	6	1	5	8
5	1	4	6	8	3	7	2
1	5	8	2	4	7	3	6
7	3	6	8	2	5	1	4

189페이지 해답 ▶

6	4	2	5	3	1
2	6	4	1	5	3
5	3	1	4	2	6
3	1	5	2	6	4
1	5	3	6	4	2
4	2	6	3	1	5

3	6	2	4	1	5
1	4	6	2	5	3
5	2	4	6	3	1
2	5	1	3	6	4
6	3	5	1	4	2
4	1	3	5	2	6

5	3	1	4	2	6
1	5	3	6	4	2
4	2	6	3	1	5
2	6	4	1	5	3
6	4	2	5	3	1
3	1	5	2	6	4

8	3	6	1	4	7	5	2
3	6	1	4	7	2	8	5
2	5	8	3	6	1	7	4
6	1	4	7	2	5	3	8
4	7	2	8	3	1	6	
7	2	5	8	3	6	4	1
5	8	3	6	1	4	2	7
1	4	7	2	5	8	6	3

2	5	3	8	6	1	7	4
8	3	1	6	4	7	5	2
3	6	4	1	7	2	8	5
7	2	8	5	3	6	4	1
5	8	6	3	1	4	2	7
1	4	2	7	5	8	6	3
6	1	7	4	2	5	3	8
4	7	5	2	8	3	1	6

5	3	1	4	2	6
1	5	3	6	4	2
4	2	6	3	1	5
2	6	4	1	5	3
6	4	2	5	3	1
3	1	5	2	6	4

제시된 단어를 3분간 외운 다음 종이로 가리고 밑의 기록란에 순서와 관계없이 생각나는 대로 5분 이내에 적기 바랍니다.

온천 주모 옥천 이삭 장로 공작 낙원 독일 몽골 안창호
주머니 신호등 제부도 산천어 결혼식 독서실 몽둥이
이순신 낙엽송 변호사 호적부 진달래 각막염 산청군
굴조개 사탕수수 낙화유수

기록란

적합한 숫자나 기호(+, -, ×, ÷)를 ( ) 안에 넣으시오.

9＋6－7＝( )　　　13×2－4＝( )　　　8－7＋12＝( )

2×6( )2＝24　　　18÷( )＋8＝11　　　9－3＋15＝( )

( )＋8－5＝9　　　11×2－8＝( )　　　16－( )＋7＝11

6÷3＋7＝( )　　　12×3－9＝( )　　　17＋7－15＝( )

9＋8＋7＝( )　　　( )＋6－7＝12　　　7×3－8＝( )

2＋5－2＝( )　　　12＋8＋3＝( )　　　18－6＋4＝( )

7＋6－8＝( )　　　2＋15＋3＝( )　　　15＋8－( )＝11

9－4( )8＝13　　　16( )4＋6＝10　　　18( )6＋12＝15

9＋8( )5＝12　　　3×9－12＝( )　　　8＋17－9＝( )

3( )8－8＝16　　　9＋14－7＝( )　　　2×7＋12＝( )

3＋9＋2＝( )　　　16－9＋8＝( )　　　2( )3＋17＝23

3×6－3＝( )　　　7( )13－8＝12　　　( )＋8－13＝11

8÷2＋7＝( )　　　8＋9－12＝( )　　　15－11＋12＝( )

( )＋9－7＝8　　　16－5＋5＝( )　　　15－12＋9＝( )

9＋4－6＝( )　　　12＋6( )9＝9　　　14＋7( )12＝9

8＋5－2＝( )　　　13＋7＋5＝( )　　　8÷4＋16＝( )

6＋9－7＝( )　　　12( )2－7＝17　　　18÷3＋15＝( )

9－4＋8＝( )　　　7＋13－9＝( )　　　13( )8－6＝15

8÷2＋8＝( )　　　8＋13－8＝( )　　　13＋12＋7＝( )

7×3－7＝( )　　　( )－6＋5＝17　　　11＋8－7＝( )

$2 \times 6 = 7(\quad)5$ $(\quad)+6=18+7$ $8(\quad)3=18+6$

$8(\quad)2=9+7$ $13+6=24-(\quad)$ $(\quad)+11=15+7$

$(\quad)-8=9+7$ $9+12=(\quad)-6$ $19(\quad)8=7+4$

$(\quad)+9=8 \times 4$ $12+6=(\quad) \times 3$ $12(\quad)4=23-7$

$9(\quad)3=4+2$ $12(\quad)9=15+6$ $12-9=24(\quad)8$

$9(\quad)3=7+5$ $21(\quad)2=16+3$ $7+19=8+(\quad)$

$(\quad)+9=3 \times 9$ $16(\quad)4=13-9$ $11 \times 3=19+(\quad)$

$4+(\quad)=5+6$ $7(\quad)3=15+6$ $3 \times 12=6(\quad)6$

$6+5=(\quad)-5$ $(\quad)+6=14-3$ $6+(\quad)=19-2$

$7 \times 3=(\quad)+4$ $17-(\quad)=13-7$ $12 \times(\quad)=16+8$

$9+4=(\quad)-6$ $(\quad)-2=17+3$ $17-5=23-(\quad)$

$5+7=6 \times(\quad)$ $4+(\quad)=5+19$ $5(\quad)6=19-8$

$6 \div 2=9-(\quad)$ $15+8=(\quad)+7$ $(\quad)+12=6 \times 6$

$5 \times 5=8+(\quad)$ $3 \times 12=(\quad)-12$ $25-(\quad)=19-7$

$7+5=8+(\quad)$ $14+3=(\quad)-12$ $(\quad)+4=15-8$

$8+9=7+(\quad)$ $32 \div 2=4 \times(\quad)$ $(\quad) \div 7=20 \div 4$

$(\quad) \div 2=3 \times 6$ $8+3=(\quad) \div 4$ $24 \div 2=(\quad) \div 3$

$9-6=(\quad) \div 5$ $18 \div 3=(\quad) \div 5$ $(\quad) \div 4=18-7$

$4+7=(\quad) \div 3$ $(\quad)+11=7 \times 4$ $18-4=(\quad)+7$

$(\quad) \div 4=4 \times 3$ $5 \times(\quad)=16+9$ $12+4=21-(\quad)$

6개 칸은 1부터 6까지, 8개 칸은 1부터 8까지 가로, 세로 중복되지 않게 순서에 상관없이 공란에 기입한다.

왼쪽 위 (6×6)

	6		5		4
	2			3	
6			3		2
	1				5
1		2		6	
5			2		1

왼쪽 가운데 (6×6)

	3	1			2
1	5		6		4
		6		5	
				3	5
6		2			
	1		2	4	

왼쪽 아래 (6×6)

3			1		2
	4			3	6
5	2		3		
		3			1
4	1		2		
		1	4		

오른쪽 위 (8×8)

4		2	5		3	6	
8	4		1		7		5
	7	1		6		5	8
1			2		8		
	2			1	5		3
2	6		3	5		4	
		5	8		6		4
5			3		8	4	2

오른쪽 아래 (8×8)

7		6	1		8		2
	1	4		2		3	8
3			5		4	1	
	5	8		6	2		4
6		5		3		4	
					3		5
8		7	2		1	6	
4	8		6	1		2	7

Puzzle 1

	5			2	4
3		5	2		
	4			1	
4	2		3		
			1		
5		1		6	2

Puzzle 2

4				1	
	3	5			
3				6	2
	2		1		5
2	4			5	
		3		2	4

Puzzle 3

	4		5		3
2				3	
5		1	4		2
	1				
	5		6	2	
4		6		5	

Puzzle 4

7	2		8	3			4	
	5		3				7	4
8		6		4	7			2
	8		6			4	2	
	6			7				5
1		7	2		8	6		
	7	2		8			1	6
6	1		7	2				8

Puzzle 5

7	4		1	3				5
2		1		6			5	8
	5	7					3	
	1			8	5			2
3		2			4	6		
6	3		8	2			1	4
	6	8				2		7
5		4	7			6	8	

해답은 다음 페이지에 있습니다.

◀ 194페이지 해답

2	6	3	5	1	4
4	2	5	1	3	6
6	4	1	3	5	2
3	1	4	6	2	5
1	5	2	4	6	3
5	3	6	2	4	1
5	3	1	4	6	2
1	5	3	6	2	4
4	2	6	3	5	1
2	6	4	1	3	5
6	4	2	5	1	3
3	1	5	2	4	6
3	6	4	1	5	2
1	4	2	5	3	6
5	2	6	3	1	4
2	5	3	6	4	1
4	1	5	2	6	3
6	3	1	4	2	5

4	8	2	5	7	3	6	1
8	4	6	1	3	7	2	5
3	7	1	4	6	2	5	8
1	5	7	2	4	8	3	6
6	2	4	7	1	5	8	3
2	6	8	3	5	1	4	7
7	3	5	8	2	6	1	4
5	1	3	6	8	4	7	2
7	3	6	1	4	8	5	2
5	1	4	7	2	6	3	8
3	7	2	5	8	4	1	6
1	5	8	3	6	2	7	4
6	2	5	8	3	7	4	1
2	6	1	4	7	3	8	5
8	4	7	2	5	1	6	3
4	8	3	6	1	5	2	7

195페이지 해답 ▶

1	5	3	6	2	4
3	1	5	2	4	6
6	4	2	5	1	3
4	2	6	3	5	1
2	6	4	1	3	5
5	3	1	4	6	2
4	6	2	5	1	3
1	3	5	2	4	6
3	5	1	4	6	2
6	2	4	1	3	5
2	4	6	3	5	1
5	1	3	6	2	4
6	4	2	5	1	3
2	6	4	1	3	5
5	3	1	4	6	2
3	1	5	2	4	6
1	5	3	6	2	4
4	2	6	3	5	1

7	2	5	8	3	6	4	1
2	5	8	3	6	1	7	4
8	3	6	1	4	7	5	2
5	8	3	6	1	4	2	7
3	6	1	4	7	2	8	5
1	4	7	2	5	8	6	3
4	7	2	5	8	3	1	6
6	1	4	7	2	5	3	8
7	4	6	1	3	8	2	5
2	7	1	4	6	3	5	8
8	5	7	2	4	1	3	6
4	1	3	6	8	5	7	2
3	8	2	5	7	4	6	1
6	3	5	8	2	7	1	4
1	6	8	3	5	2	4	7
5	2	4	7	1	6	8	3

196

암기 문제 제시된 단어를 3분간 외운 다음 종이로 가리고 밑의 기록란에 순서와 관계없이 생각나는 대로 5분 이내에 적기 바랍니다.

천지 파리 히피 태산 철도 개떡 군복 담요 마을 송광사
오대산 천주교 태극기 자기장 방독면 브라질 담쟁이
히로뽕 설렁탕 불도그 시금치 군악대 파랑새 개소식
철광산 태백산맥 박혁거세

기록란

적합한 숫자나 기호(+, -, ×, ÷)를 (　　) 안에 넣으시오.

3+8+8=(　)　　12-2+8=(　)　　9-7(　)13=15

9-6+7=(　)　　9÷3+13=(　)　　16+8-(　)=9

9÷3+8=(　)　　12+6-9=(　)　　13+9-12=(　)

3+8+7=(　)　　5×6-17=(　)　　16÷2+6=(　)

7+8-3=(　)　　15+7-5=(　)　　13(　)12-8=17

6+(　)-2=11　　18-8+(　)=17　　14(　)3-16=26

6÷2+6=(　)　　16÷4+3=(　)　　12+18-6=(　)

3(　)6-9=9　　(　)+6-8=9　　13+8+8=(　)

2×5-3=(　)　　16-7+2=(　)　　7+18(　)14=11

7+2+7=(　)　　16+9-8=(　)　　2×13-13=(　)

9(　)4+8=13　　18÷2(　)7=16　　17+5-12=(　)

2(　)4+3=11　　4+13+7=(　)　　8(　)18-7=19

8-6+3=(　)　　16(　)2+5=13　　13+7+(　)=25

9+(　)-3=11　　5×3+8=(　)　　9+13-7=(　)

8+8-5=(　)　　12+7+6=(　)　　18-12+6=(　)

6+9-8=(　)　　18-7+3=(　)　　8×3-11=(　)

(　)+6-4=10　　18+5-6=(　)　　8+16-13=(　)

8÷2+7=(　)　　2(　)15-7=23　　15+5-12=(　)

5+3+7=(　)　　8+12-9=(　)　　3×9-14=(　)

6+9+2=(　)　　6+12(　)7=11　　9-7+16=(　)

4( )3=2×6

7( )6=4+9

8+( )=9×3

8( )2=8-4

9( )4=7-2

( )-8=8+7

( )+4=8+6

( )-4=3×6

4×6=( )+4

3+9=( )-3

9+3=6( )6

2+7=4( )5

6+3=3( )3

7-4=8( )5

9÷3=( )÷8

9-6=( )÷9

( )÷4=2+6

6×3=( )+4

3+6=( )-9

( )÷6=9-2

5×7=( )+4

19-7=6( )6

9×3=( )+12

14+8=( )+5

21-( )=9+8

9( )2=13+5

6+( )=14+9

9+( )=17+4

12( )3=9+6

6( )6=18×2

( )÷6=14-9

( )÷8=27÷9

13+8=( )+9

24-5=( )+6

21-4=( )+4

4+12=( )-7

19-8=5+( )

( )÷7=12-5

8×( )=19+5

9×( )=12×3

16+7=( )+12

( )-4=5+17

8( )3=28-4

24( )4=15-9

8+19=16( )11

14+9=28( )5

19-3=8×( )

14+6=4×( )

16+( )=19+7

21-( )=12+2

17+5=( )+6

18-( )=16-8

( )+12=3+16

( )-13=14-9

( )÷3=22÷2

( )+7=13+8

25÷5=( )÷7

27-4=17+( )

16-12=( )÷8

12÷3=( )÷4

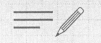

추리문제 6개 칸은 1부터 6까지, 8개 칸은 1부터 8까지 가로, 세로 중복되지 않게 순서에 상관없이 공란에 기입한다.

		3	6		1
4		5	2		
					5
	6		1	5	
1	4				6
5		6			4

	4		3	5	
2			5		
	3				1
	1			2	
1		2	4		3
4		5		3	

	6	3			2
1			4	2	
3	5		6		1
		5		1	
		1			6
5				6	

5		3		8	4		2
	7		4		2		8
7	3		8	2		1	
1		7			8		6
	8			7			1
6		4	7		5	8	
2	6			5	1		7
	4	6		3		2	5

8			2	5		6	3
2		1	4		3		
	3	6		4	8		2
5			7	2		3	
	7		5		4		6
1		8		6		7	4
4	8		6		5		
	2		8	3		4	1

Puzzle 1 (top-left, 6×6)

1		3			2
	1		2		4
6				3	
4		6			5
	6			5	
5		1		2	

Puzzle 2 (middle-left, 6×6)

	3			4	
1				6	3
	2		1		6
2				1	
6			1	3	
		4		2	5

Puzzle 3 (bottom-left, 6×6)

	6		2		1
	4		6	3	
5		6			
2	5		1		6
				2	
		5		6	2

Puzzle 4 (top-right, 9×9)

6		4		2	5			8
8		6	1		7	5		
	8			6	1		2	7
3		1				2		5
1			2	5				
	2	5		3			4	1
2		8	3					4
4	7		5			3	1	

Puzzle 5 (bottom-right, 9×9)

4	1		6		5			2
	6	8		5			4	7
6			8		7			
3		2		7			6	1
	2	4			6			
7	4		1	3			2	5
		1		6	3			8
8		7	2			1	3	

해답은 다음 페이지에 있습니다.

◀ 200페이지 해답

2	5	3	6	4	1
4	1	5	2	6	3
6	3	1	4	2	5
3	6	4	1	5	2
1	4	2	5	3	6
5	2	6	3	1	4

6	4	1	3	5	2
2	6	3	5	1	4
5	3	6	2	4	1
3	1	4	6	2	5
1	5	2	4	6	3
4	2	5	1	3	6

4	6	3	1	5	2
1	3	6	4	2	5
3	5	2	6	4	1
6	2	5	3	1	4
2	4	1	5	3	6
5	1	4	2	6	3

5	1	3	6	8	4	7	2
3	7	1	4	6	2	5	8
7	3	5	8	2	6	1	4
1	5	7	2	4	8	3	6
4	8	2	5	7	3	6	1
6	2	4	7	1	5	8	3
2	6	8	3	5	1	4	7
8	4	6	1	3	7	2	5

8	4	7	2	5	1	6	3
2	6	1	4	7	3	8	5
7	3	6	1	4	8	5	2
5	1	4	7	2	6	3	8
3	7	2	5	8	4	1	6
1	5	8	3	6	2	7	4
4	8	3	6	1	5	2	7
6	2	5	8	3	7	4	1

201페이지 해답 ▶

1	5	3	6	4	2
3	1	5	2	6	4
6	4	2	5	3	1
4	2	6	3	1	5
2	6	4	1	5	3
5	3	1	4	2	6

5	3	6	2	4	1
1	5	2	4	6	3
4	2	5	1	3	6
2	6	3	5	1	4
6	4	1	3	5	2
3	1	4	6	2	5

3	6	4	2	5	1
1	4	2	6	3	5
5	2	6	4	1	3
2	5	3	1	4	6
6	3	1	5	2	4
4	1	5	3	6	2

6	1	4	7	2	5	3	8
8	3	6	1	4	7	5	2
5	8	3	6	1	4	2	7
3	6	1	4	7	2	8	5
1	4	7	2	5	8	6	3
7	2	5	8	3	6	4	1
2	5	8	3	6	1	7	4
4	7	2	5	8	3	1	6

4	1	3	6	8	5	7	2
1	6	8	3	5	2	4	7
6	3	5	8	2	7	1	4
3	8	2	5	7	4	6	1
5	2	4	7	1	6	8	3
7	4	6	1	3	8	2	5
2	7	1	4	6	3	5	8
8	5	7	2	4	1	3	6

제시된 단어를 3분간 외운 다음 종이로 가리고 밑의 기록란에 순서와 관계없이 생각나는 대로 5분 이내에 적기 바랍니다.

아연 악보 영사 악어 여경 조깅 가요 꽁치 베개 영산강
조달청 경부선 영수증 경산시 도다리 꼴머슴 벙거지
사이클 정유소 월출산 모로코 현상금 퉁가리 공무원
중재국 조록나무 가내공업

기록란

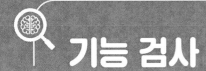

기능 검사

☑ 숫자 읽기

아래 숫자를 숫자(예 4-사, 9-구, 3-삼, 6-육과 같이)로 끝까지 소리 내어 읽고 걸린 시간을 기록한다.　　　　　　　　　　　　[　　　분　　　초]

```
6 7 9 3 5 7 6 6 3 8 7 5 5 9 4 6 8 4 9 8 5
7 7 8 5 6 4 4 9 6 7 4 8 4 6 9 3 5 6 4 5 8
4 5 4 7 9 8 4 9 6 3 7 3 9 6 8 5 4 7 9 3 3
4 5 8 5 8 5 4 7 8 3 6 5 4 6 7 6 9 3 5 8 7
6 8 3 4 8 6 9 4 6 7 8 3 6 9 7 6 3 9 6 8 9
9 5 3 4 7 6 9 7 9 5 7 8 4 7 6 3 9 8 4 9 7
6 3 8 5 4 6 7 9 5 8 4 7 8 5 3 9 5 7 5 8 6
4 7 9 4 6 5 7 8 6 3 8 3 5 6 8 3 7 6 3 8 8
5 5 7 6 8 3 8 5 9 3 7 9 4 8 7 3 5 8 6 7 9
4 7 8 6 5 3 7 8 6 3 8 4 7 6 9 7 3 5 6 8 3
5 9 3 5 4 7 5 8 9 4 8 6 6 8 3 7 5 3 8 4 5
8 6 5 7 9 5 6 9 4 6 9 4 5 3 4 7 8 3 7 8 7
5 8 3 3 5 4 3 6 7 3 8 5 6 6 8 5 8 7 9 5 9 4
7 8 9 5 3 7 7 6 4 8 7 5 4 6 7 8 5 8 3 6 5
```

☑ 색채 읽기

위 숫자를 숫자로 읽지 않고 색채(예 5-빨강, 6-파랑, 4-노랑, 7-빨강, 8-검정, 6-초록, 4-보라와 같이)로 소리 내어 읽는다.　　　　　[　　　분　　　초]

☑ 숫자 계산

숫자를 더해서 십 자리는 제하고 한 자릿수만 적는다. 예를 들어 9와 6을 더하면 15이지만 10은 제하고 5만, 6과 8을 더하면 14이지만 4만, 8과 3은 1을, 3과 7은 0을 숫자와 숫자 사이에 적는다(7. **책의 사용 방법 설명 참조**). 끝까지 한 다음 걸린 시간을 기록한다.　　　　　　　　　　**[　분 　초]**

```
4 5 3 7 8 6 3 8 4 7 6 9 7 3 5 6 8 3 5 9 3 5 4
7 5 8 9 4 8 6 6 8 3 7 5 3 8 4 5 8 6 5 7 9 5 6
9 4 6 9 4 5 3 4 7 8 3 7 8 7 5 8 3 3 5 4 3 6 7
3 8 5 6 6 5 8 7 9 5 9 4 7 8 9 5 3 7 4 4 9 6 8
3 5 7 8 4 3 7 5 4 9 3 8 4 9 4 5 7 4 8 5 9 6 5
7 3 6 9 5 9 4 7 8 7 5 3 8 4 9 5 3 7 4 3 6 7 5
8 4 3 9 6 5 6 5 9 8 3 3 8 6 7 9 4 9 7 5 6 7 9
5 6 3 8 7 9 5 4 7 3 5 8 7 4 6 3 9 8 5 3 6 5 9
3 5 7 9 5 7 3 6 4 7 6 8 4 5 8 5 7 9 6 7 3 4 6
5 8 8 7 4 5 6 5 3 9 4 6 8 3 7 9 6 9 3 7 8 7 6
5 8 7 5 6 8 4 5 8 3 8 6 7 9 5 7 9 6 7 7 4 9 5
4 6 7 9 4 3 7 4 4 9 6 6 8 3 7 5 7 6 9 3 5 7 6
9 8 3 5 6 8 7 3 8 7 3 9 5 3 4 9 5 7 4 7 8 3 9
8 7 6 8 3 7 6 4 9 5 8 5 6 5 8 4 9 3 5 4 8 3 7
9 4 7 9 4 8 3 8 5 7 9 5 3 8 5 7 9 4 5 5 9 3 4
4 6 7 5 8 9 8 5 6 5 8 6 8 3 7 5 4 9 3 5 4 5 8
6 9 3 5 6 4 7 4 4 6 5 4 5 8 3 7 8 9 5 6 5 6 4
7 8 5 4 8 6 4 5 3 8 7 8 3 8 5 8 9 7 6 3 4 8 9
```

기능 검사 종합 그래프 작성 요령

뒤 페이지 그래프의 숫자 읽기란, 색채 읽기란, 숫자 계산란에 1회에서 6회까지 각각 걸린 시간을 점으로 찍는다. 그리고 1회에서 6회까지 선으로 연결하면 전체적인 변화를 그래프로 볼 수 있다.

한 권 내에서는 약간의 기복이 있지만, 1권, 2권, 3권, 4권의 종합 그래프를 비교해 보면 현저한 변화를 알 수 있다.

MEMO

☑ 기능 검사(speed check) 종합 그래프

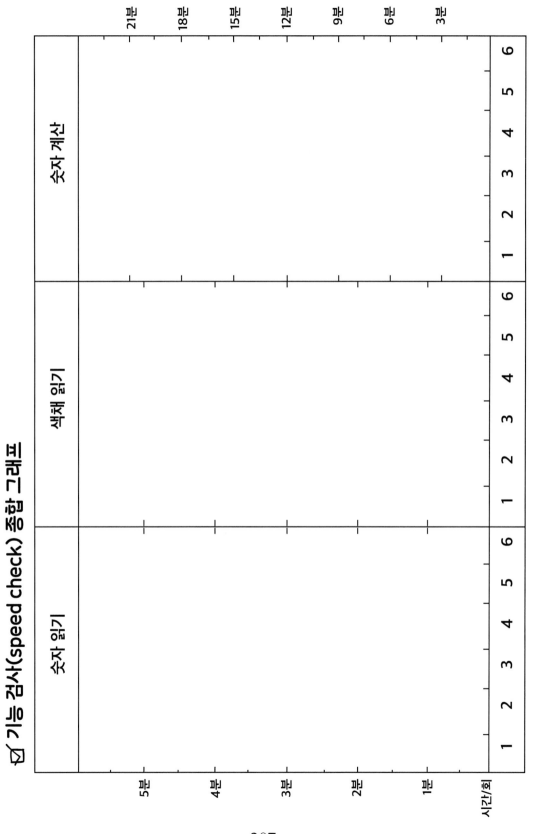

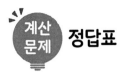
정답표

1일(회)   월   일

14페이지 해답 ▼

8÷4+7=(9)	17+9-6=(20)	18+9-18=(9)
8+7+8=(23)	8+9-12=(5)	26-4-15=(7)
8+7+6=(21)	9(+)8-14=3	17+8-15=(10)
7+6+4=(17)	6+17-4=(19)	3×8+14=(38)
8(÷)4+9=11	6×4+15=(39)	7+19-16=(10)
7+8+5=(20)	18÷2-2=(7)	13×2-14=(12)
3(×)6-8=10	18÷6+8=(11)	19-12+8=(15)
9÷3+8=(11)	3×6+15=(33)	22-12+7=(17)
8÷2+6=(10)	14(÷)2+6=13	6+15-14=(7)
4×4-7=(9)	19-8+7=(18)	12÷3×6=(24)
9-5-2=(2)	9+13-7=(15)	13(+)7-12=8
6÷3+9=(11)	8+4+19=(31)	5(+)19-17=7
7+9+8=(24)	9+17-6=(20)	16-13+6=(9)
9(+)8-5=12	3(×)8-12=12	6+18-19=(5)
3×2×4=(24)	9+18-8=(19)	3(×)2+12=18
8÷2×3=(12)	9+27+8=(44)	16+9-18=(7)
6+7+3=(16)	18-6+6=(18)	17+16-8=(25)
8÷2+9=(13)	12+5+7=(24)	18(÷)3+15=21
8÷2-2=(2)	13+2(-)7=8	13×2-14=(12)
8+9(-)2=15	12÷6+7=(9)	18-7+12=(23)

15페이지 해답 ▼

9-(5)=8-4	15-8=(3)+4	8(+)3=18-7
8-(2)=4+2	19-7=(6)+6	(22)-14=5+3
5+(2)=9-2	9+17=(32)-6	8(+)4=18-6
4+(3)=8-1	12-6=(3)+3	(9)+12=6+15
(5)+4=7+2	9+(6)=12+3	8+9=26(-)9
9(-)4=3+2	16(-)7=6+3	12+9=8+(13)
(12)-2=4+6	6+(17)=14+9	24-10=9+(5)
7(+)2=3+6	19(-)8=4+7	4+12=9(+)7
8+7=(3)×5	(15)+6=9+12	6+(5)=19-8
5+7=(14)-2	(20)-9=18-7	6+(10)=12+4
9+(12)=3×7	5(+)12=8+9	17-3=4+(10)
9-7=6(-)4	(14)-8=15-9	6(×)3=26-8
3×6=9+(9)	23-8=(6)+9	(10)+12=6+16
6+7=8(+)5	5×7=(9)+26	(25)-13=21-9
9+(15)=3×8	21-9=(24)-12	(13)+4=9+8
2+4=9(-)3	24-8=7+(9)	4(×)7=20+8
9(÷)3=6-3	19-8=5(+)6	24÷3=5+(3)
8÷2=9(-)5	24÷(4)=4+2	5(×)6=22+8
3×6=9(+)9	24÷(3)=2×4	3×8=22(+)2
(48)÷6=2×4	5(×)5=18+7	14÷7=6(-)4

2일(회)　월　　일

20페이지 해답 ▼

4×2+7=(15)	7(×)4-15=13	15-12+8=(11)
9÷3+8=(11)	9+8-12=(5)	8+17(-)18=7
3×4-7=(5)	9-5+14=(18)	14(÷)2+9=16
7+7-8=(6)	7+4+12=(23)	14-11+7=(10)
6÷2+8=(11)	17-9+5=(13)	7(×)3-12=9
9(+)4-4=9	4+17+8=(29)	11-6+12=(17)
7+9-7=(9)	9+15+3=(27)	16+8-15=(9)
9-6+3=(6)	24-8+7=(23)	13+7-16=(4)
4(-)2+7=9	6+6+14=(26)	17+13-7=(23)
7×3-8=(13)	16-8+5=(13)	13+8+14=(35)
8÷2+7=(11)	7+13+7=(27)	14+18-9=(23)
7(×)3-8=13	12(-)6+8=14	12+7(+)14=33
4×4+5=(21)	16-3-8=(5)	7+13+14=(34)
8+6(-)7=7	16-8+8=(16)	21(÷)3+13=20
4×6+9=(33)	18(÷)3+6=12	18+7-17=(8)
8+9-8=(9)	5+19-9=(15)	17+9-14=(12)
3×4+6=(18)	9+17-7=(19)	18-15+6=(9)
7(+)8-6=9	5+5+13=(23)	13-11+8=(10)
9+4-2=(11)	18-6+8=(20)	13×3-18=(21)
8÷2×7= (28)	9+8(-)12=5	19+9-18=(10)

21페이지 해답 ▼

(17)-7=6+4	17+7=8(×)3	(8)+13=28-7
8 (-) 2 = 4 + 2	18-7=(6)+5	16(-)4=5+7
4 (+) 3 = 9 - 2	8+17=5(×)5	3(×)4=18-6
3 (×) 5 = 8 + 7	12(-)5=4+3	7(+)15=8+14
(15)+9=3×8	7(+)9=12+4	9+14=5+(18)
(13)-8=3+2	3(×)9=19+8	12+9=8+(13)
(20)-7=8+5	6×(4)=28-4	24÷4=3(×)2
(11)+6=8+9	19-(6)=6+7	15+12=9+(18)
7 + 7 = 2 (×) 7	(17)+11=7×4	6+(11)=29-12
9 + 7 = 2 (×) 8	12×2=8+(16)	2(×)14=12+16
4×4=(10)+6	(16)+12=4×7	19-3=4+(12)
3×7=(24)-3	(19)-9=15-5	16+(8)=29-5
3×6=9(+)9	18-6=(4)+8	(13)+9=6+16
9 + 7 = 4 (×) 4	6×6=(10)+26	(20)-8=21-9
(12)+12=3×8	31-14=(29)-12	(21)+7=19+9
6×3=8+(10)	24-7=9(+)8	(3)×7=28-7
4(×)3=7+5	19-8=5+(6)	5+6=(55)÷5
9÷3=8(-)5	32(÷)4=6+2	5×6=16+(14)
5×6=(21)+9	16÷(2)=2×4	4×3=(24)-12
4(+)4=2×4	(22)+14=12×3	21÷7=7(-)4

3일(회)   월   일

26페이지 해답 ▼

4×2+7=(15)	9+18(-)7=20	13+7+13=(33)
8÷2×4=(16)	9+5+13=(27)	16+7(-)14=9
8(÷)2+15=19	13+9-8=(14)	13(×)2-14=12
3(×)8-7=17	8×3-17=(7)	15(+)8-17=6
9+7+6=(22)	6(+)5+17=28	14÷2+7=(14)
5+9-4=(10)	7+6+14=(27)	13-7+8=(14)
7+6-5=(8)	17-6+3=(14)	12×3-14=(22)
4(×)8-15=17	16(÷)4+6=10	18-6+8=(20)
6(+)4+5=15	2(×)15-8=22	17+4-15=(6)
9-6+4=(7)	8÷2+13=(17)	16+5-13=(8)
5+4+6=(15)	15(-)7+8=16	3×13-16=(23)
4×4+8=(24)	9(×)4-19=17	16-8+4=(12)
9÷3+6=(9)	3(×)4+14=26	8+15(-)14=9
9+8-7=(10)	2×3(+)16=22	16(÷)4+11=15
6(+)8+9=23	8+14-7=(15)	14(×)2+12=40
3+9(-)7=5	3×6-12=(6)	14-8+13=(19)
9+4-6=(7)	4×5+12=(32)	21-15+9=(15)
7+6+5=(18)	3+5+14=(22)	16+2-12=(6)
9+8+6=(23)	17-4-6=(7)	14÷2(+)6=13
3×7-8=(13)	8+9-13=(4)	26-15(-)5=6

27페이지 해답 ▼

9(-)5=6-2	25-8=(9)+8	(14)+9=29-6
9-(3)=4+2	29-7=(16)+6	(25)-3=15+7
2(+)4=9-3	8(+)7=3×5	(6)+6=18-6
9+(19)=7×4	12×2=(15)+9	(12)+9=6+15
(29)+7=6×6	9(+)9=12+6	9+9=3(×)6
(22)-7=7+8	17(+)8=5×5	24+3=9+(18)
8(-)2=9-3	15+(12)=3×9	29-2=9(×)3
(16)+2=9+9	19-(8)=6+5	8+12=9+(11)
9+8=(10)+7	6×6=19+(17)	7(×)5=39-4
5+3=4(×)2	4(×)7=19+9	8×4=12+(20)
7×3=(13)+8	(20)+19=13×3	19-3=4+(12)
2+6=(11)-3	(23)-7=25-9	8(×)3=29-5
4×6=9+(15)	34-9=(16)+9	(62)+4=6×11
8+7=3(×)5	4×7=(12)+16	(39)-12=31-4
4(×)6=3×8	4(×)9=27+9	(21)+6=19+8
4×6=2×(12)	24-4=5+(15)	4(×)7=21+7
(18)÷6=7-4	16-8=4+(4)	(24)÷4=4+2
9×3=3+(24)	3(×)6=14+4	6×3=7+(11)
4×4=(7)+9	(24)÷4=13-7	6×4=(12)+12
(40)÷5=2×4	(23)+13=4×9	5×5=14+(11)

4일(회)   월   일

32페이지 해답 ▼

5+3-4=(4)	(3)+8+17=28	3+11+8=(22)
9÷3+6=(9)	27-(16)+4=15	(12)×3-13=23
7+4(-)6=5	14+6+3=(23)	2(×)16-14=18
7+(8)-5=10	5+13-7=(11)	15+4-16=(3)
9-5+6=(10)	14-9+7=(12)	6+17-(14)=9
4÷2+7=(9)	7+6+16=(29)	14+15-9=(20)
7×(3)-6=15	12-7+(7)=12	13(-)8+18=23
8(-)6+7=9	5(×)3+13=28	7+15(+)14=36
18+9+15=(42)	16(-)5+7=18	2×13(-)12=14
4×6(-)7=17	9+9-15=(3)	34-(12)-14=8
8÷2(+)4=8	13+7-7=(13)	13×2+13=(39)
8+(6)+7=21	12÷3+7=(11)	29-17+(3)=15
6+(10)-5=11	13×3+8=(47)	21(-)12+8=17
4÷2+(6)=8	12(×)3-9=27	16+5-16=(5)
9+4+7=(20)	13(+)6+8=27	14÷7+13=(15)
17+8-15=(10)	16+5-(7)=14	18-12+7=(13)
(7)+4-2=9	18-6+3=(15)	12×3-18=(18)
4(×)3-6=6	13+5-9=(9)	18-16+8=(10)
8÷2+8=(12)	2+15+6=(23)	17+3-14=(6)
9-7+6=(8)	26÷2(+)3=16	16+7-15=(8)

33페이지 해답 ▼

4(+)3=9-2	25-3=(16)+6	(28)+8=12×3
8×3=3+(21)	25-9=6+(10)	(52)-17=5×7
7+(9)=8+8	9+18=3(×)9	(28)+8=18×2
9(+)6=18-3	6+15=(18)+3	(16)+14=6×5
(11)+9=4×5	8(+)7=12+3	9+9=6(×)3
(22)-7=9+6	3(×)7=16+5	18+9=8+(19)
(20)+4=8×3	9(+)27=4×9	24-7=(3)+14
8(×)2=7+9	19-(5)=7+7	2×12=6×(4)
7+5=2(×)6	(24)+7=9+22	(14)-7=19-12
7×3=(23)-2	(29)-9=27-7	(33)-3=16+14
8+8=2(×)8	(28)+8=12×3	16+5=3(×)7
5×7=(30)+5	(28)-7=15+6	9(×)3=29-2
4×6=3×(8)	7+20=(3)×9	9+18=3+(24)
7+8=3×(5)	3×9=(11)+16	3(×)9=21+6
6+(18)=4×6	(21)÷3=15-8	(15)+12=9+18
7×4=7+(21)	19-5=5+(9)	5×(7)=27+8
(18)÷3=2×3	13+8=5+(16)	6×4=(12)+12
4×3=4+(8)	4×3=8(+)4	5×5=17+(8)
8×3=(15)+9	(24)÷3=17-9	15×2=(34)-4
(11)+4=5×3	4(×)6=5+19	7×5=6(+)29

38페이지 해답 ▼

(3)+6+7=16	16-9+8=(15)	(3)×3+13=22
9-4-(2)=3	9+13-8=(14)	(10)-7+18=21
6÷3+7=(9)	8-(6)+19=21	6+19-18=(7)
4+9+8=(21)	3(×)4+12=24	16-13+5=(8)
9+(9)-15=3	14(÷)7+12=14	6+18(-)19=5
3×6(-)9=9	9(+)18-14=13	3(×)2+12=18
(3)+8-2=9	9+17(-)9=17	16+7-16=(7)
8(÷)2+8=12	13+8-7=(14)	13×3-19=(20)
8+9+2=(19)	12÷6+7=(9)	(9)-7+19=21
12÷4+6=(9)	6+12-9=(9)	21-12+(9)=18
8(+)4+3=15	7+13+(4)=24	14(-)12+7=9
(2)×8-9=7	12-(5)+9=16	13(+)7+13=33
(9)-5+4=8	(4)+12+8=24	4+13+17=(34)
5+9-(5)=9	16-9+8=(15)	(9)+13-13=9
13×(2)-9=17	9+13-4=(18)	(13)+7-12=8
6(÷)3+7=9	18÷2+6=(15)	8+19-16=(11)
3(×)4-7=5	9+8-13=(4)	19-12-3=(4)
3+6+7=(16)	13×(2)-12=14	3+18-14=(7)
3×3+5=(14)	12+6+2=(20)	3+12+15=(30)
9+4+7=(20)	(3)×4+11=23	16+9(-)7=18

39페이지 해답 ▼

5+9=6+(8)	9+12=6+(15)	6(+)8=18-4
9-2=3(+)4	24-7=(13)+4	(27)-5=15+7
9+8=2+(15)	9+7=(22)-6	4(×)6=18+6
4(×)3=7+5	19-6=6(+)7	(36)÷12=8-5
(8)+8=7+9	8(×)4=24+8	18+9=7+(20)
(28)-8=4×5	8+(15)=16+7	14+6=9+(11)
(51)-3=8×6	(30)+6=4×9	24÷2=9(+)3
6(×)2=8+4	18-(6)=5+7	8+12=(14)+6
8+9=(13)+4	4(×)6=32-8	9(+)6=19-4
4×7=(20)+8	4(+)7=18-7	9(×)4=27+9
7+2=4(+)5	3(+)15=2×9	7×5=23+(12)
9-4=7(-)2	(20)-6=18-4	6(×)4=16+8
4×4=2(×)8	23-8=(8)+7	18(+)4=6+16
8+7=3+(12)	3(×)8=17+7	5+(25)=21+9
6×4=8+(16)	24-9=7+(8)	3(×)6=9+9
9×4=(29)+7	4×9=12+(24)	(3)×7=13+8
6(×)3=9+9	21-7=5+(9)	(18)÷3=12-6
6÷3=9(-)7	24(÷)4=4+2	5×3=21-(6)
4×3=(6)+6	3(×)9=18+9	3×8=5+(19)
3(×)6=2×9	(7)×3=14+7	31-6=5(×)5

6일(회) 월   일

44페이지 해답 ▼

8＋6－(5)＝9	16×2-12=(20)	5+17-16=(6)
6÷3+8=(10)	8+13(-)9=12	6+15+12=(33)
6+5+4=(15)	14-3(+)4=15	15+8+(4)=27
2(+)9－4＝7	(6)×3-12=6	6+14(-)12=8
9+5(-)3=11	14(÷)2+8=15	2(×)13-14=12
9(÷)3+6＝9	8+12-6=(14)	(15)+6-12=9
6(÷)2+6＝9	8+2+19=(29)	7+15-14=(8)
4＋5(-)6＝3	5+13+4=(22)	26-(12)-6=8
9＋5－7＝(7)	4(×)4-11=5	7+16-17=(6)
3(×)5－8＝7	9+8-12=(5)	5×2+16=(26)
(6)＋3－2＝7	7+3+18=(28)	15+9(-)18=6
8÷2+4＝(8)	(8)+12-7=13	18×2(-)17=19
8＋5－(4)＝9	12÷6+(7)=9	(11)-8+17=20
12÷6+8=(10)	7+14-8=(13)	21(-)14+6=13
6＋5－8＝(3)	6×3+11=(29)	19+7-18=(8)
7＋8－6＝(9)	(9)-8+16=17	18÷2+8=(17)
8+6+5=(19)	17+5(-)14=8	(23)-15+8=16
9－7+6＝(8)	18-9+8=(17)	11×3-17=(16)
4(+)7+3=14	7+16+3=(26)	8+(13)-9=12
6＋(6)－4＝8	6+4+13=(23)	18+3-12=(9)

45페이지 해답 ▼

(4)＋3＝9－2	19-8=(8)+3	12(+)9=18+3
9(-)3＝4＋2	19-3=8(+)8	14(-)2=9+3
9+(18)=9×3	19+8=3(×)9	6(×)6=28+8
9＋(6)＝3×5	18-3=6+(9)	(12)+12=21+3
4(×)4＝9＋7	(30)+6=12×3	18+9=6+(21)
(17)＋4＝3×7	9+(13)=11×2	16+7=(27)-4
(20)－4＝8×2	(30)-7=14+9	28-7=7×(3)
9(+)9＝3×6	19(-)6=6+7	8+24=(29)+3
8＋7＝(11)＋4	(12)+15=9×3	8+(14)=29-7
9＋6＝(19)－4	3(×)7=28-7	7(×)4=23+5
9－2＝5(+)2	(72)÷12=2×3	27-2=4+(21)
6×3＝7+(11)	18(-)7=9+2	(8)+3=19-8
3×4＝6(+)6	25-7=3(×)6	(25)÷5=2+3
9＋7＝2(×)8	3×8=(11)+13	3(×)4=21-9
7－5＝(16)÷8	32÷2=(8)×2	8(+)9=24-7
8＋3＝(18)－7	2×2=(12)÷3	18(+)6=4×6
(14)＋4＝3×6	17-4=5+(8)	18-12=(24)÷4
18÷3＝3×(2)	24(÷)4=9-3	12-8=(16)÷4
3×7＝(12)＋9	5×(6)=21+9	12-7=(10)÷2
8×3＝(6)×4	(2)×17=27+7	11×2=(15)+7

7일(회)　월　　일

52페이지 해답 ▼

9-3+8=(14)	18÷6+(12)=15	16+8-15=(9)
4+(8)+6=18	3+12-7=(8)	14(+)15-7=22
4(+)8+9=21	8-6+16=(18)	13+6+(7)=26
(9)-5+8=12	19(-)7+4=16	6+18-(14)=10
8+8+(5)=21	6+7+16=(29)	13+12-8=(17)
7(+)8-11=4	9+15-8=(16)	22-6-12=(4)
4+7+8=(19)	8+9-14=(3)	6+17-12=(11)
5+9+3=(17)	3(×)6-4=14	17-14+3=(6)
9+7(-)3=13	8-(3)+9=14	8+15-(8)=15
4(÷)2+9=11	9(+)17-8=18	4+12+12=(28)
(5)+8-7=6	9+7(-)8=8	16-12+6=(10)
9+8(-)7=10	3(×)7-11=10	6+18-14=(10)
3(×)2+8=14	9+4-8=(5)	3×4+12=(24)
8÷2+5=(9)	9+14-8=(15)	16(+)9-18=7
2×8-6=(10)	13+15-7=(21)	13+14-6=(21)
8+6+7=(21)	16-7+8=(17)	13×2+3=(29)
4×6-9=(15)	19-4-6=(9)	18-7+13=(24)
8÷4+(9)=11	9+7+12=(28)	6(+)19-7=18
8(+)9+2=19	2+16-12=(6)	15-7+12=(20)
6+4-5=(5)	13+6+13=(32)	12+8-(7)=13

53페이지 해답 ▼

7+(11)=9×2	17-6=4+(7)	(6)×4=18+6
(15)-3=4×3	19-7=(6)+6	9+(12)=13+8
5(×)3=9+6	9+17=(32)-6	(11)+4=18-3
4×(4)=18-2	18-6=8(+)4	3+(18)=16+5
7(+)9=8+8	(17)+4=15+6	3×6=6+(12)
(29)-8=3×7	19(-)4=8+7	13×2=8+(18)
6+(10)=8×2	6+(10)=4×4	7×2=(19)-5
(5)×3=7+8	(9)+12=3×7	12+9=3×(7)
9+7=(21)-5	3(×)6=9×2	8×(3)=29-5
9+7=4(×)4	(16)+8=18+6	8+(16)=12×2
9+7=(10)+6	3(×)7=26-5	17-5=4×(3)
4×7=(24)+4	(14)+16=15×2	6×(3)=21-3
3(×)6=2×9	23+8=(18)+13	5×(4)=17+3
6+7=(39)÷3	5×4=5+(15)	(16)+12=22+6
6+6=(48)÷4	3×4=(18)-6	(2)×12=4×6
5+6=(77)÷7	3×7=12+(9)	5(×)4=23-3
4(×)4=7+9	6×4=(7)+17	17-14=(18)÷6
3×3=(27)÷3	12(×)2=4×6	2+3=(15)÷3
3+2=(20)÷4	4×(4)=2×8	3+4=(14)÷2
(21)÷7=12-9	2(+)7=18÷2	12×3=6(×)6

8일(회)　월　　일

58페이지 해답 ▼

3+6+8=(17)	17-12+9=(14)	6+15+(11)=32
6+7+7=(20)	16-(12)+8=12	2(×)13-13=13
6×4+3=(27)	19-8-(4)=7	17-7-3=(7)
6+8(-)6=8	8+3+16=(27)	5+14(-)17=2
4+9+6=(19)	9+9-14=(4)	26-15+6=(17)
9+8+9=(26)	7+18-9=(16)	3+17-18=(2)
7+7+6=(20)	6+14-6=(14)	4×5+12=(32)
9÷3+7=(10)	11×3-9=(24)	16+7-(9)=14
7(+)4+8=19	12(÷)2+8=14	13(×)3-13=26
4(+)6+8=18	18(-)6+7=19	21-7+16=(30)
4(×)8-8=24	12(-)3+5=14	16(+)7-17=6
9(-)3+7=13	3(×)6-12=6	14(÷)7+7=9
7+8(-)5=10	16+5+2=(23)	16-12+7=(11)
6+9-2=(13)	16-6+7=(17)	12×3-13=(23)
2×(8)+6=22	9+5-12=(2)	13-10+8=(11)
8÷2+8=(12)	(12)+5+7=24	18+3-(10)=11
9-4+(8)=13	16÷2+(13)=21	15+9-16=(8)
6+8+6=(20)	12÷4+7=(10)	14(÷)7+8=10
3×6+9=(27)	12-6+8=(14)	12+7+13=(32)
9+5-8=(6)	16-3-5=(8)	8+13-12=(9)

59페이지 해답 ▼

5+(22)=9×3	19-4=(3)×5	17+(8)=5×5
8(-)5=6-3	19-3=(8)×2	21+(15)=12×3
2×(9)=9+9	9+17=(20)+6	(7)+5=28-16
(5)+9=7×2	26-2=3(×)8	9×(3)=21+6
2×(6)=7+5	7+(20)=21+6	18+9=6+(21)
(11)-8=9÷3	(7)+17=6×4	23+5=4×(7)
7(×)2=8+6	6(×)6=24+12	14+8=(29)-7
(18)+3=7×3	(16)+12=4×7	4+17=3(×)7
9+7=4(×)4	(27)+6=37-4	(9)×3=29-2
6×6=4(×)9	(3)×8=18+6	6+(30)=12×3
9+8=5+(12)	9+(12)=14+7	13-5=4+(4)
6×3=(10)+8	(32)-7=17+8	7×(4)=19+9
3×6=7+(11)	24-6=2(×)9	(18)+12=24+6
9(×)2=9+9	15+9=6×(4)	26(-)12=21-7
(20)÷4=13-8	3×8=(12)+12	3(×)7=29-8
14-9=(25)÷5	22-9=8+(5)	(4)×7=21+7
(63)÷3=7×3	13+8=4+(17)	31+3=17×(2)
3+2=(30)÷6	16÷(4)=8-4	17-14=(27)÷9
3+6=(18)÷2	21÷(3)=2+5	14-8=(24)÷4
(6)×3=2×9	(6)×6=27+9	12×3=(24)+12

215

9일(회)　　월　　일

64페이지 해답 ▼

4(×)6-4=20	5+4(+)17=26	3×11-12=(21)
3+(7)+8=18	12(×)3-9=27	15+4-17=(2)
7+6+6=(19)	14+9-8=(15)	14×2-13=(15)
8+5+(8)=21	2×(15)-13=17	19-8+15=(26)
3×4+9=(21)	15-9+6=(12)	14(÷)2+8=15
(5)+7+7=19	19-8+4=(15)	4(×)11-12=32
3(×)4-9=3	17-6+8=(19)	21÷7(+)14=17
8+3+8=(19)	6(+)17-8=15	6+15-12=(9)
7+7(+)4=18	5+12-8=(9)	16-15(+)8=9
6+3-7=(2)	6+15-9=(12)	7+18(-)14=11
8+9-4=(13)	12×3-9=(27)	16+8-14=(10)
6-3+8=(11)	6+13(-)9=10	14+6+7=(27)
15(÷)3+8=13	16-9(+)8=15	3×12-13=(23)
9-4+3=(8)	9+13(-)9=13	(18)+7-16=9
6÷2(+)9=12	7+9-12=(4)	5+19-(15)=9
3+6+2=(11)	9-4+16=(21)	16÷4+(10)=14
5(×)6-6=24	6+5+13=(24)	16-13+8=(11)
6+4-7=(3)	18-3+6=(21)	12×3-18=(18)
9+5-3=(11)	16+6+3=(25)	8+16-7=(17)
7+(9)-8=8	12+5+7=(24)	18+(7)-12=13

65페이지 해답 ▼

7(×)3=14+7	16+5=(15)+6	(11)+3=18-4
8+(10)=2×9	18-4=7+(7)	17(-)9=5+3
(22)+5=9×3	9+17=(20)+6	3(×)4=18-6
6(×)2=8+4	18-6=(7)+5	9(+)12=6+15
9(+)5=7×2	9+(11)=12+8	18+9=3×(9)
(27)-9=3×6	19-(12)=4+3	12+9=3(×)7
(13)+4=8+9	6+(17)=14+9	24-6=12+(6)
(9)×2=3×6	13+(15)=4×7	4+12=(21)-5
9+5=6+(8)	7(+)8=19-4	7+(18)=19+6
8-2=9-(3)	4(×)3=18-6	(8)×2=12+4
9×3=(21)+6	16(-)3=7+6	7×4=(10)+18
5×7=(41)-6	18(÷)3=9-3	6×(4)=27-3
3×6=(72)÷4	24÷(4)=2×3	(5)+17=6+16
6×4=2+(22)	3×9=(25)+2	(26)-3=28-5
8×3=(30)-6	21-9=(14)-2	14+(13)=3×9
3×6=(36)÷2	5×6=12+(18)	4×(7)=32-4
(36)÷6=9-3	24-5=5+(14)	24÷6=17-(13)
9+5=(70)÷5	4(×)8=27+5	3×7=17+(4)
4+5=(81)÷9	6+(18)=12×2	3×8=(13)+11
8×(2)=9+7	8(×)3=17+7	16-12=(24)÷6

216

10일(회)   월   일

70페이지 해답 ▼

5+7-(8)=4	8+11-4=(15)	4+5+16=(25)
7+8-7=(8)	6+7-11=(2)	16(-)12+4=8
6+5(-)9=2	7+8(+)3=18	12×3-12=(24)
(6)×2+6=18	3+15-8=(10)	9-5(+)11=15
8+6-4=(10)	4+13-12=(5)	16(÷)2+12=20
5+4+8=(17)	8+15+14=(37)	14+(10)+3=27
2(×)4+8=16	12(-)8+9=13	17+6+13=(36)
8-3+8=(13)	14(÷)2+6=13	9+14+11=(34)
4+7+8=(19)	11×3-16=(17)	14+8-(9)=13
7+4(+)5=16	13+12-(8)=17	17×2-18=(16)
8+5-(7)=6	3×7-12=(9)	8+14+12=(34)
5(×)3-8=7	12÷4+8=(11)	7×5-18=(17)
9-8+8=(9)	9+12-6=(15)	11-9+16=(18)
8÷2+9=(13)	8+12+3=(23)	5+18-(11)=12
7+(6)+3=16	9+17-(8)=18	15+6-12=(9)
3+6(+)4=13	9(+)6-12=3	3+18-14=(7)
12(÷)4+8=11	9+14(-)8=15	6×2+13=(25)
8÷4+7=(9)	21÷7×8=(24)	4(×)3+9=21
9+8-6=(11)	3×6+12=(30)	16+8-(11)=13
7+8-4=(11)	14×2-13=(15)	13+2+12=(27)

71페이지 해답 ▼

3×(8)=6×4	20-2=3×(6)	(7)×3=28-7
(10)+7=8+9	18-7=4(+)7	(22)-4=12+6
9+9=9(×)2	9+17=2(×)13	(20)+4=18+6
3×(6)=9+9	19-5=(2)×7	(38)-8=2×15
(12)+9=3×7	8×(3)=16+8	3×9=13+(14)
(24)-8=9+7	6+(12)=24-6	12+9=(26)-5
8+(20)=7×4	21-(4)=8+9	17+7=3×(8)
5(+)2=3+4	(22)-12=3+7	7×4=(5)+23
4+3=9(-)2	(17)+6=9+14	3(×)5=27-12
3×8=(15)+9	(21)-6=18-3	6+(18)=16+8
9+7=5+(11)	7+(15)=14+8	7×4=14+(14)
7×3=(14)+7	(22)-8=21-7	16+(9)=28-3
3×6=(26)-8	5×7=(16)+19	2(×)11=6+16
6+7=4+(9)	5×6=(19)+11	4(+)8=21-9
(3)×5=8+7	21-4=(24)-7	25(-)8=9+8
3×3=(27)÷3	24-8=2(×)8	8×(3)=19+5
(24)÷3=9-1	33-6=9×(3)	(30)÷6=12-7
7+5=(36)÷3	24÷(4)=9-3	5×3=7+(8)
5×6=(21)+9	(28)÷7=2×2	13+5=(72)÷4
(19)+8=9×3	(36)÷12=8-5	14-7=(42)÷6

76페이지 해답 ▼

4+(8)+6=18	6+17+7=(30)	14÷2+16=(23)
8+4+(5)=17	18÷6+7=(10)	12+8+16=(36)
8÷4(+)8=10	12÷4+9=(12)	6+13+11=(30)
8(÷)4+9=11	16+8(-)8=16	15-8+12=(19)
7+5-3=(9)	13×2+3=(29)	14-12+8=(10)
4(×)2+5=13	8×3-17=(7)	16+7-15=(8)
8+7+(6)=21	16(÷)4+7=11	2×13-14=(12)
9-3-3=(3)	9(+)13-9=13	17-9+13=(21)
3×7-7=(14)	7+12+9=(28)	15+5+8=(28)
14(÷)2+4=11	6+15-6=(15)	18-14+7=(11)
4+9-7=(6)	16×2-9=(23)	3(+)18-13=8
3×7-8=(13)	9+13-7=(15)	3(×)7-14=7
8÷2+7=(11)	9+(4)+18=31	16+6-13=(9)
9÷3+6=(9)	13+8-8=(13)	13×2(-)17=9
9+(5)+7=21	9-5+12=(16)	14(÷)2×3=21
5+4+4=(13)	3(×)2+15=21	18(-)12+8=14
7-6+8=(9)	8+17-9=(16)	14×2-(12)=16
5×4+4=(24)	6+12+2=(20)	17-14+(8)=11
9+16-8=(17)	8÷4+14=(16)	18÷3+(12)=18
5+8(-)4=9	6×2+13=(25)	18+7-15=(10)

77페이지 해답 ▼

2+(13)=6+9	15+8=(19)+4	(42)÷3=18-4
(44)÷4=4+7	19+4=(29)-6	4×(6)=15+9
(21)÷3=9-2	9+6=21-(6)	(7)+8=18-3
(21)-6=8+7	21-6=(5)×3	24-(11)=8+5
3+(11)=7×2	(19)-4=6+9	17+9=6+(20)
(19)+8=3×9	26-(13)=6+7	12+8=27-(7)
7+(17)=8×3	8+(11)=25-6	24-8=8(×)2
(24)÷3=4+4	19(-)4=8+7	7+12=9(+)10
9+6=(20)-5	7(+)9=4+12	24(-)7=19-2
9-2=(21)÷3	7(×)3=18+3	(20)-4=12+4
9×3=(19)+8	18(÷)2=4+5	7×3=13+(8)
4+3=(35)÷5	(19)-7=15-3	32-(8)=3×8
3×6=(25)-7	23-7=5+(11)	8+(15)=7+16
6+7=3+(10)	15-8=(28)÷4	21-(7)=19-5
6+9=3×(5)	21-2=(17)+2	23-(6)=9+8
6×2=(20)-8	17-9=(32)÷4	4×7=18+(10)
(28)÷7=7-3	27-7=4×(5)	5+2=(35)÷5
3+3=(18)÷3	(24)÷4=14-8	17-13=(28)÷7
3×8=(18)+6	(27)÷3=3×3	3×2=(12)÷2
(32)÷8=2×2	4×(7)=25+3	18-9=(27)÷3

12일(회)   월   일

82페이지 해답 ▼

8(+)2×4=16	9+14+3=(26)	14+7-15=(6)
6(×)3-7=11	13+7(-)7=13	13×2-14=(12)
8+6+3=(17)	12÷2+(9)=15	19-8+13=(24)
8÷2+6=(10)	6+14-(7)=13	17-12+6=(11)
4+(9)-2=11	16×2+4=(36)	14+7-12=(9)
7+4+6=(17)	9-4+12=(17)	13×3-9=(30)
9-6+5=(8)	11-9+5=(7)	12÷3+15=(19)
4÷2+8=(10)	2(×)6+11=23	14+15-8=(21)
7×3-9=(12)	8-6+15=(17)	15+6-(8)=13
4+9-7=(6)	4×7-16=(12)	6(+)18-12=12
8÷2+7=(11)	8+2(+)9=19	5(×)6-17=13
9(÷)3+8=11	5+17-8=(14)	16-4(-)6=6
9+8-(6)=11	12×2-8=(16)	6+16-17=(5)
3+8+5=(16)	9+14-7=(16)	3×2+17=(23)
5+6-6=(5)	7+8-11=(4)	16(÷)4+8=12
7-5+6=(8)	18(÷)6+6=9	14×2-18=(10)
4×4-7=(9)	16+7-(9)=14	17-16+8=(9)
7+6-(8)=5	(14)÷2+8=15	19+3-15=(7)
(9)+3-6=6	6÷2+13=(16)	16+8-(9)=15
6+(5)+6=17	7+13-(9)=11	12+16-8=(20)

83페이지 해답 ▼

2(×)7=9+5	25-6=(15)+4	6+(10)=18-2
(15)+5=4×5	19-3=5+(11)	(20)-2=15+3
5+(2)=9-2	9+18=(33)-6	(17)+8=18+7
(21)-6=8+7	16-4=(7)+5	7+(13)=4×5
2(×)9=9+9	9+(16)=18+7	27-9=6(×)3
(13)+8=3×7	19(-)7=6×2	14+9=6+(17)
(19)-2=8+9	8(+)7=24-9	24-3=7×(3)
3×(6)=9+9	18(÷)6=9-6	3×12=9+(27)
8×4=(26)+6	2(×)7=9+5	6+(10)=19-3
6+8=(16)-2	(3)×9=34-7	(25)-3=18+4
9+2=(4)+7	(7)×3=14+7	27-3=14+(10)
8+7=(3)×5	25(-)8=8+9	6×(4)=29-5
5×6=5+(25)	23-8=(6)+9	(20)+4=8+16
6×4=(29)-5	14-7=(42)÷6	(20)-3=23-6
7-5=(16)÷8	12+2=(28)÷2	12+(12)=3×8
4+2=(42)÷7	15-9=(54)÷9	3(×)8=18+6
(22)÷2=7+4	22-8=5+(9)	13(+)6=27-8
7+2=(27)÷3	24-(8)=7+9	13+4=24(-)7
9×3=(18)+9	(36)÷3=4×3	24+12=6(×)6
8+(16)=6×4	(36)÷4=18-9	12-3=(45)÷5

13일(회)   월   일

90페이지 해답 ▼

7+8+(6)=21	4×5-12=(8)	4+18-(6)=16
4(÷)2+9=11	12+2+5=(19)	6(×)4-13=11
9-6+(7)=10	6÷2+(11)=14	16+8(-)12=12
5+8+6=(19)	7+13(+)6=26	12+16+7=(35)
6(×)3-9=9	3+16-(8)=11	13+8+14=(35)
3×8-8=(16)	16(-)4-2=10	7+15+14=(36)
5+(9)-6=8	16+5+3=(24)	15-12+6=(9)
8+7(-)4=11	7-3+8=(12)	12×2-14=(10)
5+8-6=(7)	16(÷)2+7=15	8-6+13=(15)
7+6-2=(11)	2+15-4=(13)	18+7-16=(9)
9÷3+(8)=11	2(×)7-5=9	24(÷)8+14=17
6+7-8=(5)	2×4+14=(22)	18(+)7-16=9
8+6-(5)=9	13-8+6=(11)	17-6+14=(25)
6+8-7=(7)	(8)×3-16=8	14+16+2=(32)
(7)-2+7=12	7-4+(15)=18	24÷4+12=(18)
3(×)4-8=4	18-3(-)6=9	7+15-(6)=16
6+4+(8)=18	13×2-14=(12)	13+4-11=(6)
7+4+5=(16)	15(÷)3+9=14	18+12-9=(21)
8÷2+6=(10)	3+16-7=(12)	14(×)2-16=12
6+5+6=(17)	12×3-14=(22)	21-9+11=(23)

91페이지 해답 ▼

4+(14)=3×6	18+6=6(×)4	(19)+6=18+7
(17)+4=3×7	29+7=6×(6)	(35)+4=13×3
5+(2)=9-2	9+17=(20)+6	(48)÷4=18-6
6+(11)=8+9	18-4=2×(7)	(16)+7=8+15
2(×)8=7+9	(17)+6=16+7	8+19=(32)-5
(19)+8=3×9	26-(11)=7+8	22-5=8+(9)
(29)-5=4×6	7+(16)=14+9	24-8=(12)+4
7+(7)=8+6	19-(4)=8+7	9+12=6+(15)
9+6=(23)-8	(18)+5=9+14	6(×)4=19+5
8+6=(28)÷2	24-(7)=8+9	16(÷)4=21-17
3+9=(72)÷6	(24)+3=14+13	17-2=6(+)9
2×8=(48)÷3	19-(5)=18-4	7(×)3=29-8
6×6=7+(29)	21-3=(9)+9	14(÷)2=16-9
3×7=(12)+9	5×7=(30)+5	(19)+8=3×9
6+8=(21)-7	25-8=(9)+8	27-(6)=9+12
8×3=(30)-6	14+3=(51)÷3	7×(4)=21+7
(52)÷4=7+6	19-8=(44)÷4	18-12=(48)÷8
7×4=9+(19)	(18)÷6=7-4	14-6=(56)÷7
3×6=(9)+9	(9)×2=14+4	3×12=(24)+12
(16)÷8=5-3	(11)+6=24-7	7×3=16+(5)

14일(회)　월　일

96페이지 해답 ▼

$6+5-4=(7)$	$16+7+2=(25)$	$8(×)3-8=16$
$7+(9)-8=8$	$2+15+6=(23)$	$18+3(-)12=9$
$9-4(+)3=8$	$9-2+13=(20)$	$17+4-13=(8)$
$4×4+3=(19)$	$7+(2)+16=25$	$14(÷)7+15=17$
$8(÷)2+6=10$	$12(÷)6+9=11$	$12+7+15=(34)$
$(8)-5+6=9$	$3×12-17=(19)$	$4+12+11=(27)$
$5+9(+)8=22$	$16-5(+)8=19$	$2×14(-)15=13$
$3×6-7=(11)$	$5+13-6=(12)$	$(11)-7+12=16$
$6÷3+8=(10)$	$16÷4+7=(11)$	$5+16-15=(6)$
$9(÷)3+8=11$	$9+7(-)12=4$	$18-12+6=(12)$
$3(+)4+5=12$	$8(÷)2+14=18$	$16-12+7=(11)$
$2×6-4=(8)$	$12(×)2-9=15$	$8+15-12=(11)$
$8(+)7-3=12$	$2×8-12=(4)$	$17-8+14=(23)$
$6+5-3=(8)$	$2×5+13=(23)$	$(16)-13+8=11$
$6+8+4=(18)$	$7+3+16=(26)$	$12+13+4=(29)$
$3×7-7=(14)$	$3+15+(3)=21$	$15+8-17=(6)$
$2×13-5=(21)$	$6-5+15=(16)$	$7+15(-)14=8$
$7+5+(3)=15$	$12-4+8=(16)$	$2×14-12=(16)$
$3×6+4=(22)$	$(11)+8-13=6$	$12-7+16=(21)$
$6÷2+6=(9)$	$8+5+12=(25)$	$8+11-7=(12)$

97페이지 해답 ▼

$6(×)2=3×4$	$2×15=(26)+4$	$12+(24)=12×3$
$8(+)7=6+9$	$19(-)7=6+6$	$(24)-4=17+3$
$9(-)2=5+2$	$9+7=14(+)2$	$12(+)3=18-3$
$8(÷)4=8-6$	$12+9=7(×)3$	$(17)+4=6+15$
$(18)-9=7+2$	$18(÷)6=6-3$	$8+19=7+(20)$
$(9)+4=7+6$	$(12)+7=16+3$	$3×9=18+(9)$
$6+(10)=8+8$	$21-(6)=6+9$	$24-5=(13)+6$
$(9)×2=9+9$	$19(-)7=4×3$	$3×12=9+(27)$
$9+7=(4)×4$	$(4)×7=19+9$	$9×(3)=29-2$
$6+9=(21)-6$	$4×8=24+(8)$	$(29)-4=18+7$
$9+2=(16)-5$	$(16)+5=14+7$	$7×5=24+(11)$
$3×7=4+(17)$	$(7)+8=19-4$	$3(×)12=28+8$
$9-4=(25)÷5$	$18-3=(6)+9$	$(20)+12=16×2$
$7+5=(36)÷3$	$5×8=(13)+27$	$(3)×6=21-3$
$5+2=(49)÷7$	$21-4=(15)+2$	$(23)+4=9×3$
$9-3=(36)÷6$	$18-4=3+(11)$	$(52)÷4=5+8$
$(32)÷4=7+1$	$19-8=(18)-7$	$14+4=(54)÷3$
$3×8=13+(11)$	$24+(4)=4×7$	$3×2=(30)÷5$
$6×6=(27)+9$	$(35)÷7=11-6$	$4×2=(16)÷2$
$(17)+7=3×8$	$(16)÷2=12-4$	$5×5=(12)+13$

15일(회)   월   일

102페이지 해답 ▼

3×7-8=(13)	2+6+17=(25)	9+(16)-14=11
8÷2+6=(10)	9+7-12=(4)	16+7-18=(5)
8(×)2-4=12	13+11(-)7=17	12×2-13=(11)
6+9+2=(17)	12÷6(+)7=9	19-7+17=(29)
7-5(+)9=11	4(÷)2+14=16	6+13+(3)=22
4+9+8=(21)	6+15-7=(14)	2(×)15-13=17
9(÷)3+9=12	15-7(+)3=11	12÷4×6=(18)
6+7-9=(4)	13×2-7=(19)	21(÷)3+8=15
9+8(-)6=11	12×2+5=(29)	18+9-16=(11)
3+8+7=(18)	9(×)2-11=7	14÷2+13=(20)
5+6-8=(3)	17+2-5=(14)	15-12(+)8=11
(9)-7+6=8	18-9+5=(14)	4×3+12=(24)
4×2+5=(13)	12+5+3=(20)	8-(4)+13=17
7+6-3=(10)	8÷2+14=(18)	18+4-13=(9)
9-4+7=(12)	(4)÷2+15=17	16+9-15=(10)
3+(8)+6=17	6+13+3=(22)	12+11+7=(30)
7×2-8=(6)	3+6+14=(23)	12+7+13=(32)
16÷2+6=(14)	6+19-8=(17)	5+(16)-13=8
8+9-4=(13)	9+7-13=(3)	16+12-6=(22)
6+6+2=(14)	9+(12)-15=6	8+12-14=(6)

103페이지 해답 ▼

4+(20)=4×6	11×4=(41)+3	17-(3)=8+6
(6)+18=3×8	19-7=(6)+6	8+(31)=13×3
5+(22)=9×3	19+7=(32)-6	(20)+4=18+6
(25)÷5=8-3	12+6=(15)+3	(23)-2=16+5
(27)÷9=7-4	9+(16)=22+3	18+9=6+(21)
(10)+8=3×6	26-(12)=6+8	12+9=(13)+8
4(+)2=8-2	3+(20)=14+9	21-6=5+(10)
9(×)2=3×6	19(-)2=8+9	8+17=9+(16)
9-4=15(÷)3	9(+)3=18-6	6×(4)=17+7
3+9=4(×)3	24(÷)2=5+7	31-(11)=12+8
4×8=(25)+7	7(×)3=14+7	7×3=(15)+6
7+9=(19)-3	(16)+8=18+6	26(-)9=9+8
7×2-4=5+(5)	13+8=(15)+6	7+(29)=12×3
6×4=(16)+8	7+4=(55)÷5	(22)-4=21-3
7+9=(22)-6	21-9=(36)÷3	(25)+2=19+8
3×9=(19)+8	18-5=(52)÷4	(23)+7=2×15
(16)÷4=7-3	18-6=(7)+5	6+2=(40)÷5
(21)÷3=3+4	(18)+4=13+9	6-2=(28)÷7
3+3=(36)÷6	(3)×7=12+9	13-4=(27)÷3
(40)÷5=4+4	3×(9)=18+9	18-9=(36)÷4

16일(회)   월   일

108페이지 해답 ▼

5+9+4=(18)	6-5+8=(9)	2×6+13=(25)
4+2(+)9=15	(17)+6-9=14	14-7-2=(5)
6÷2+3=(6)	18(÷)3+4=10	6+16-17=(5)
3(×)4-2=10	6+14-7=(13)	16-14+6=(8)
(7)+6+5=18	13+5-2=(16)	6(+)18-17=7
3(×)2+8=14	12+3+4=(19)	3×2(+)12=18
(3)+4+8=15	12(÷)4+7=10	16(÷)2+11=19
4÷2(+)8=10	6+12-7=(11)	3(×)5+6=21
9+8(-)7=10	12×2-8=(16)	14+9-13=(10)
(3)+8+7=18	9+4-6=(7)	12÷6×6=(12)
7(×)2-8=6	12-7(+)4=9	8×5-18=(22)
8-4(+)9=13	8(-)6+11=13	8×3-19=(5)
3×5-4=(11)	7+12-6=(13)	2(×)16-9=23
8+7-9=(6)	2(×)4+13=21	16+2-12=(6)
7-2+8=(13)	8(+)3+4=15	13+8-(12)=9
5+7-7=(5)	6+14+(3)=23	15+12+4=(31)
3×7-9=(12)	5+11+8=(24)	14+8-12=(10)
4×2+7=(15)	7-4+17=(20)	7+12+13=(32)
6+3+6=(15)	6+8-(5)=9	2+13-5=(10)
2×6+9=(21)	9+6-12=(3)	11-6+17=(22)

109페이지 해답 ▼

8×(3)=6×4	3×12=(22)+14	16+6=(29)-7
8(×)2=9+7	9×2=24-(6)	24(÷)4=9-3
5(+)8=9+4	19+7=(21)+5	(18)+3=28-7
9(-)2=4+3	18+6=(28)-4	2×(12)=9+15
(45)÷5=6+3	24+(8)=4×8	18+19=8+(29)
9+(15)=3×8	(25)+7=16×2	12+9=18+(3)
(18)+14=8×4	6+(17)=14+9	24-11=9+(4)
(3)×5=9+6	29-(8)=14+7	16+8=4×(6)
3×9=(18)+9	(3)×9=21+6	18+(18)=3×12
4×8=(25)+7	(31)-4=3×9	(60)÷6=21-11
5×4=9+(11)	7+(29)=12×3	3+7=(70)÷7
5×5=(21)+4	18(÷)3=15-9	(56)÷8=15-8
12-3=(45)÷5	12-8=(32)÷8	(88)+8=6×16
6+7=(39)÷3	15-6=(54)÷6	(2)×13=24+2
7-2=(30)÷6	21-9=(48)÷4	8×(4)=27+5
4×7=(34)-6	5×7=13+(22)	7×(3)=28-7
(17)+7=4×6	19-8=7+(4)	15-6=(45)÷5
7×3=3+(18)	(18)+9=14+13	14-9=(35)÷7
8-4=(36)÷9	27-(9)=9+9	14-11=(24)÷8
2+6=(32)÷4	3(×)12=28+8	14×2=8+(20)

17일(회)   월   일

114페이지 해답 ▼

9-5(+)2=6	4×4+12=(28)	6+13-(11)=8
6(×)2-5=7	11×3-8=(25)	12+8(-)7=13
6(-)3+8=11	12×2-9=(15)	17+9-15=(11)
4+8+7=(19)	3×6-13=(5)	14÷2+9=(16)
3(+)6-2=7	9+(8)-12=5	16-12+9=(13)
5+6+9=(20)	13×2-17=(9)	4+18-15=(7)
3×7-8=(13)	12(+)6-7=11	3(×)2+17=23
9+(7)+2=18	3×4+12=(24)	16(÷)2+8=16
7+8+(3)=18	13+2-9=(6)	7×2+12=(26)
8+(6)+2=16	2(×)6+11=23	(10)-7+17=20
3×4+6=(18)	17-8(+)2=11	6+15+12=(33)
8(÷)2+7=11	19-8-5=(6)	3×7(-)13=8
2×6+4=(16)	16-9+4=(11)	4×8-17=(15)
8÷4+9=(11)	8+12(-)7=13	9+16-14=(11)
7+(8)-7=8	9(÷)3+14=17	6+13-8=(11)
2×6+7=(19)	8+16-7=(17)	7+14-12=(9)
7+2+4=(13)	8+14-6=(16)	3×7-9=(12)
8÷4+8=(10)	12×2+5=(29)	9+9-12=(6)
7(+)6+4=17	18÷3(+)7=13	12×3-18=(18)
3×6-2=(16)	12(×)2-8=16	9-4+12=(17)

115페이지 해답 ▼

(20)+4=8×3	14-3=(7)+4	(3)×7=28-7
(20)-7=7+6	19-5=(20)-6	15(-)4=5+6
6+(11)=9+8	19+7=(32)-6	20(+)4=28-4
7+(17)=4×6	12×3=6+(30)	7(×)3=6+15
(5)+9=7×2	9×(4)=27+9	8+8=(13)+3
(23)-7=8+8	4×(6)=16+8	3×9=18+(9)
(10)+5=7+8	6+(30)=4×9	24-5=9+(10)
(8)×2=9+7	27-(11)=4×4	4×8=27+(5)
5×5=(19)+6	(12)+6=2×9	14+(13)=3×9
3×6=4+(14)	(16)+5=28-7	(19)+7=22+4
3+9=6(+)6	5+(12)=14+3	7×3=(15)+6
5+2=9(-)2	(22)+8=5×6	(8)×3=29-5
3×6=8+(10)	13-8=9-(4)	(18)+4=6+16
9+9=3(×)6	5×4=(14)+6	(42)÷3=11+3
9-5=8(÷)2	21-4=(25)-8	(32)÷4=16-8
3×3=(27)÷3	3×12=9+(27)	(28)÷7=20÷5
(28)÷7=8÷2	29-8=5+(16)	4×6=5+(19)
5+3=(48)÷6	21-(6)=7+8	17-8=(36)÷4
4+3=(35)÷5	7×(4)=21+7	6×5=25+(5)
(18)÷6=7-4	7+(16)=15+8	6×4=6+(18)

18일(회)   월   일

120페이지 해답 ▼

2×4+8=(16)	13+2+4=(19)	21(-)12+6=15
4×6-7=(17)	9+7+4=(20)	16(+)5-12=9
3+6+8=(17)	9-5+17=(21)	14+7+3=(24)
7+6-6=(7)	14+5+5=(24)	16-12+7=(11)
(7)+4-2=9	7+13(-)9=11	14×2-19=(9)
3+5-(3)=5	16+7+3=(26)	16+3-12=(7)
7+6-(8)=5	2+13+7=(22)	18+3(-)12=9
9(-)4+3=8	(9)-6+13=16	(14)+8-13=9
8÷4+8=(10)	7+14+5=(26)	12+14+7=(33)
2×8-6=(10)	12-6+7=(13)	12+5+18=(35)
7(×)2-5=9	7+8-12=(3)	7×2+2=(16)
9+6+4=(19)	12×2+3=(27)	17+9(-)16=10
9+9-9=(9)	6+14-5=(15)	13×3-18=(21)
8+4+5=(17)	2×5+17=(27)	9×2+11=(29)
6(+)6-3=9	2×4+12=(20)	14(÷)2+8=15
8÷2+9=(13)	12(×)3-17=19	16×2-16=(16)
(8)+5+4=17	12(÷)2+7=13	12÷6×9=(18)
8+9-(3)=14	16(+)4-8=12	13-12+9=(10)
7+9-8=(8)	18(-)9+3=12	12×3-18=(18)
2×8(-)6=10	14+6-17=(3)	8-6+15=(17)

121페이지 해답 ▼

(18)-3=9+6	5+18=(16)+7	14+(3)=24-7
(12)+3=8+7	6+17=7+(16)	26-(8)=6×3
8×(2)=9+7	19+7=(32)-6	8×(3)=18+6
(15)-7=9-1	6+8=21-(7)	3×(7)=7+14
(11)+3=2×7	9+(5)=23-9	18+9=6+(21)
(22)-4=3×6	25-(11)=6+8	21+9=6×(5)
5+(12)=8+9	23-(10)=4+9	6+8=19-(5)
(3)×5=6+9	6+(15)=14+7	4×4=24-(8)
9÷3=8-(5)	(4)×6=19+5	8+(11)=26-7
3×4=(2)×6	28-(7)=3×7	24-(11)=9+4
7×3=8+(13)	3×(7)=14+7	17+8=5×(5)
5×5=6+(19)	(6)+8=23-9	6+(19)=29-4
8×2=9(+)7	24-6=(11)+7	28-(9)=13+6
4+2=9(-)3	15+8=(18)+5	(17)+8=31-6
5+7=4(×)3	3×6=26-(8)	(11)×2=13+9
8-4=8(÷)2	3×8=28-(4)	27-(6)=8+13
8+(27)=7×5	19-8=5+(6)	14-7=(35)÷5
18÷3=9-(3)	7+(20)=18+9	13-9=(28)÷7
4×3=(60)÷5	4×(8)=16×2	13-9=(32)÷8
(36)÷6=9-3	9+(20)=21+8	6+7=18-(5)

128페이지 해답 ▼

9+7(-)7=9	13+9-(7)=15	17+9-16=(10)
9+7+7=(23)	9(×)2-12=6	12÷2(×)4=24
5+9-6=(8)	12+8-9=(11)	13-8+9=(14)
7-4(+)6=9	12-6+7=(13)	14×2-11=(17)
4(×)3+6=18	16+7-8=(15)	18-12+8=(14)
7+8-8=(7)	8÷2+13=(17)	5(×)4-13=7
9-7+3=(5)	6(×)2+8=20	12+(8)-11=9
7+4+6=(17)	7+2+16=(25)	15+12+7=(34)
7×2-6=(8)	6+16+3=(25)	11+7+14=(32)
2×4+6=(14)	16-3-5=(8)	7+12+14=(33)
5+2+8=(15)	2×5+17=(27)	16(÷)8+12=14
8(÷)4+7=9	3+13-7=(9)	12(×)3-18=18
(6)+7+2=15	2×12(-)9=15	9-6+17=(20)
2(×)6-7=5	13×2-9=(17)	13-8+12=(17)
4÷2+5=(7)	12×3(-)17=19	19+4(-)18=5
7+6+4=(17)	11(×)2-8=14	14÷7+12=(14)
8+7-6=(9)	12+7(+)2=21	13-8+18=(23)
8+8-7=(9)	16-7+8=(17)	16÷2+12=(20)
4×4-5=(11)	(17)+6-12=11	12-8(+)14=18
4÷2+(9)=11	12-8+9=(13)	14+6-12=(8)

129페이지 해답 ▼

5(×)3=6+9	6+18=(21)+3	12+6=28-(10)
(21)-4=8+9	13+7=(12)+8	23-(10)=5+8
3+(13)=9+7	14+8=(29)-7	21-(9)=18-6
4+(11)=8+7	21+2=9+(14)	(24)+2=9+17
6(+)9=7+8	24-(9)=6+9	18+9=9×(3)
9(-)4=3+2	18-(9)=6+3	22-7=18-(3)
9(÷)3=9-6	4+(19)=14+9	24÷2=6×(2)
2(×)8=7+9	19-(8)=4+7	14+9=7+(16)
9÷3=(18)-15	(22)+14=3×12	21-(8)=19-6
4×4=5+(11)	21-(5)=18-2	16(+)9=21+4
3×9=(21)+6	7(+)9=13+3	7+8=23(-)8
9+7=(19)-3	21(-)6=6+9	7(×)3=29-8
8+9=2+(15)	17+8=5(×)5	24(÷)2=5+7
6+7=(21)-8	9-5=24(÷)6	(9)+12=3×7
9+8=3+(14)	18-2=(13)+3	21-(9)=3×4
7+7=(23)-9	9-3=18-(12)	(3)×9=29-2
(30)÷3=5×2	15-9=(24)÷4	2×13=12+(14)
3×6=(54)÷3	8÷2=(36)÷9	18-12=(30)÷5
4×3=(36)÷3	(28)÷4=14-7	14-3=(33)÷3
(28)÷7=8÷2	(24)÷8=9÷3	28÷7=(24)÷6

226

20일(회)　월　　일

134페이지 해답 ▼

7＋8(−)6＝9	13＋6(−)7＝12	3＋17＋14＝(34)
2×4＋4＝(12)	16−3−5＝(8)	6＋8＋12＝(26)
4＋6＋7＝(17)	16−7(＋)8＝17	2(×)6＋3＝15
2×6−7＝(5)	18(÷)6＋9＝12	3＋9−3＝(9)
8÷2＋3＝(7)	12＋6−7＝(11)	13×2(−)14＝12
8(＋)9−7＝10	12÷3(＋)7＝11	2(＋)17−9＝10
8÷4＋8＝(10)	5＋12−3＝(14)	15−12＋8＝(11)
9÷3＋7＝(10)	4×3＋19＝(31)	16＋9−6＝(19)
9＋4＋7＝(20)	9(÷)3＋14＝17	14÷2＋8＝(15)
8×2−(5)＝11	9＋7−11＝(5)	18＋9−12＝(15)
8(÷)2＋7＝11	(3)＋13−5＝11	(18)＋6−12＝12
9−3＋6＝(12)	4(×)2＋16＝24	16＋5−14＝(7)
(7)＋5＋2＝14	4÷2＋13＝(15)	12(÷)4＋14＝17
8＋6＋4＝(18)	12−8＋4＝(8)	15＋7＋9＝(31)
2(×)8−6＝10	17(−)8−2＝7	7＋6＋13＝(26)
5＋5＋8＝(18)	12＋8＋4＝(24)	2×11(−)8＝14
9(−)4＋6＝11	9＋8−4＝(13)	13−9＋8＝(12)
8÷4＋9＝(11)	7＋11＋7＝(25)	9(＋)14−16＝7
8＋3＋8＝(19)	2×3＋18＝(24)	14−9＋6＝(11)
9(＋)7−5＝11	4×3＋8＝(20)	8＋15−7＝(16)

135페이지 해답 ▼

(6)＋7＝9＋4	6＋8＝23−(9)	6＋(14)＝13＋7
7×(2)＝8＋6	9＋4＝21−(8)	21−(6)＝5×3
4＋(3)＝9−2	17−3＝(20)−6	3(×)4＝18−6
(10)＋6＝8＋8	12＋7＝(15)＋4	17(−)6＝15−4
3(＋)8＝6＋5	9＋(17)＝18＋8	17−9＝16(÷)2
9(−)2＝3＋4	24−(6)＝6×3	21−6＝6(＋)9
8(÷)2＝9−5	6＋(17)＝14＋9	19＋4＝28−(5)
3(×)5＝9＋6	26−(6)＝4×5	4×(7)＝2×14
6＋8＝(12)＋2	5＋(16)＝19＋2	6＋(11)＝19−2
7×3＝(15)＋6	3(＋)9＝16−4	28−(7)＝13＋8
9＋7＝(8)×2	14(−)3＝4＋7	8＋16＝4＋(20)
9＋7＝(19)−3	5(×)5＝18＋7	6＋(12)＝26−8
4＋4＝19−(11)	13−6＝21(÷)3	5＋(17)＝7＋15
9＋7＝3＋(13)	4×8＝(14)＋18	(31)−13＝21−3
2×7＝(11)＋3	21−4＝(9)＋8	(36)÷4＝18−9
3×7＝(13)＋8	15−2＝(18)−5	(42)÷7＝14−8
(9)＋5＝8＋6	21−7＝5＋(9)	15−8＝(35)÷5
4×4＝(12)＋4	(48)÷4＝14−2	9＋7＝27−(11)
6×4＝8＋(16)	(36)÷6＝13−7	18＋3＝(9)＋12
3×6＝(11)＋7	(24)÷3＝17−9	14＋8＝(15)＋7

140페이지 해답 ▼

7+8(-)9=6	13(+)8-7=14	13(×)2-12=14
8(+)9+2=19	2×13-7=(19)	9-7+11=(13)
6+8-5=(9)	11×3-8=(25)	11-7+8=(12)
4×4-6=(10)	12(×)3-9=27	17+9-15=(11)
7+8+4=(19)	13×2+2=(28)	16÷2×2=(16)
9+8-5=(12)	16+3+3=(22)	19-12+7=(14)
6+4-7=(3)	18(÷)9+7=9	16×2-15=(17)
2(×)3+6=12	13+5-6=(12)	(10)-6+13=17
8÷2+7=(11)	12+4+7=(23)	11+3-7=(7)
9-4+3=(8)	(18)÷2+8=17	14+8-12=(10)
6+7-4=(9)	11+7+3=(21)	16+6-13=(9)
7-6+8=(9)	12÷2+5=(11)	18(÷)2+12=21
6(÷)2+8=11	6+12+7=(25)	11+15+3=(29)
5×2+4=(14)	15-8+(8)=15	17+8-18=(7)
8-5+2=(5)	4×3+11=(23)	7+16+12=(35)
7+(9)-5=11	8+7-13=(2)	18-12+8=(14)
5+8-2=(11)	9-5(+)12=16	11×3-16=(17)
5×3+6=(21)	13+4-8=(9)	12(-)8+9=13
7+5-(4)=8	4×3+13=(25)	16-12+8=(12)
4(×)3+9=21	6×4(-)9=15	19(+)8-17=10

141페이지 해답 ▼

8+9=(12)+5	12+7=(14)+5	11(×)3=27+6
6+7=(10)+3	17-3=(20)-6	6+(16)=14+8
5(+)6=7+4	14+7=(18)+3	(9)+4=16-3
6+(10)=9+7	18-4=(6)+8	(3)×7=6+15
(5)+7=3×4	6+(17)=16+7	2×9=23-(5)
(9)+3=4+8	3(×)5=18-3	18+9=9×(3)
7+(7)=8+6	6+(11)=19-2	18-9=3×(3)
(9)+4=7+6	16-(11)=8-3	12+4=28-(12)
9÷3=(11)-8	8×(4)=26+6	3+(9)=14-2
8+3=7+(4)	(4)+7=18-7	6(×)4=12×2
8+6=(12)+2	14(÷)2=2+5	7×3=14(+)7
5×5=(16)+9	16-(13)=9÷3	18(÷)3=15-9
4×3=5(+)7	17+8=(16)+9	24(-)6=3×6
3×5=8(+)7	18-6=(36)÷3	2(×)13=17+9
4+5=3(×)3	6×6=(24)+12	7(+)6=19-6
7-3=8(÷)2	4×8=22+(10)	6×(4)=18+6
9(-)2=4+3	12×3=(28)+8	27-5=6+(16)
9-5=(32)÷8	36(÷)2=9+9	12+16=4×(7)
7-4=(27)÷9	18(+)9=9×3	11+16=3×(9)
3+4=(28)÷4	7(×)4=19+9	12×(3)=6×6

22일(회)　월　　일

146페이지 해답 ▼

3×4(+)2=14	9+8-12=(5)	16-15(+)6=7
4+6(+)8=18	8+12-9=(11)	6+17(-)14=9
3×2+3=(9)	12+7+6=(25)	3(×)2+12=18
9+3+8=(20)	13×2(-)8=18	16+6-13=(9)
6+4+9=(19)	13+6-7=(12)	13×2-(7)=19
9-2-3=(4)	4(×)2+13=21	3+15+12=(30)
5+7+8=(20)	16-8(+)6=14	2(×)8+13=29
3(×)2+9=15	9+11-9=(11)	12-7+16=(21)
6÷2+8=(11)	8÷4+17=(19)	5+15-14=(6)
2×7+2=(16)	12÷4+9=(12)	9-7+17=(19)
8÷2+7=(11)	(7)+15+7=29	18+5-16=(7)
9(÷)3+8=11	6×2+13=(25)	16(÷)8+16=18
4÷2+3=(5)	7+12+8=(27)	11+10+4=(25)
7×2-6=(8)	12(÷)6+9=11	13+6+12=(31)
9-5+3=(7)	2×14+6=(34)	6+12+16=(34)
5+7+8=(20)	6+15-8=(13)	2×13-4=(22)
3×4+(9)=21	7+(13)-8=12	13-7(+)15=21
(9)÷3+8=11	9÷3+18=(21)	5+17-16=(6)
2×4+8=(16)	9+9-13=(5)	12-7+6=(11)
5+6+7=(18)	13×3-14=(25)	8+16(-)17=7

147페이지 해답 ▼

7+(8)=6+9	15+8=6+(17)	8(+)3=18-7
(12)+4=7+9	18+7=(17)+8	9(-)4=16-11
2+(5)=9-2	13+6=23-(4)	8(+)4=18-6
6+(9)=8+7	15+6=(3)×7	7(×)2=9+5
(3)+8=7+4	6+(22)=21+7	14-7=21(÷)3
4+(7)=5+6	25-(13)=16-4	14+9=(17)+6
9(+)5=8+6	16÷(2)=17-9	12+7=22-(3)
5(+)4=3+6	32-(8)=4×6	2×12=8+(16)
8+8=2(×)8	(3)×8=16+8	6+(11)=19-2
7+5=9(+)3	8(+)9=21-4	21-(5)=4×4
5+2=9(-)2	17(-)9=14-6	17+8=(5)×5
9-3=8(-)2	3(×)8=18+6	7+(11)=24-6
9-1=3(+)5	18+9=9×(3)	21-(12)=16-7
9+9=3(×)6	14+5=26-(7)	19(-)6=6+7
5+9=7×(2)	17+8=9+(16)	6×(4)=19+5
3+8=6(+)5	3×7=12+(9)	17-(6)=33÷3
7+(5)=8+4	19+8=(20)+7	26÷2=9+(4)
3×9=8+(19)	4×(3)=24÷2	13-7=16-(10)
4×5=7+(13)	9+(8)=51÷3	18-4=(28)÷2
(27)+9=9×4	(6)+4=20÷2	12-6=(30)÷5

23일(회)　월　일

152페이지 해답 ▼

6+2+6=(14)	4+13-6=(11)	11+12+4=(27)
4+(6)+7=17	14-6+7=(15)	12+7+14=(33)
9-5+3=(7)	16-7-(3)=6	4+12+12=(28)
7+6+4=(17)	15+6+4=(25)	2×11-9=(13)
9+5+3=(17)	(9)+12-8=13	(15)-7+6=14
8÷(2)+3=7	8+12+4=(24)	5+12-13=(4)
7+9-8=(8)	3×2+17=(23)	16-12+(9)=13
8+7-(6)=9	12(÷)2+6=12	6+14-9=(11)
3×6-3=(15)	9+13-5=(17)	3(×)2+16=22
8÷2+2=(6)	9+6+12=(27)	16(÷)2+8=16
9-4+3=(8)	7+12-6=(13)	13-7+8=(14)
6(÷)2+4=7	8+9+4=(21)	5+9-12=(2)
5+9+6=(20)	3(×)3+7=16	16-12(+)6=10
4+8-3=(9)	13×2(-)9=17	6+16(-)9=13
8×2+8=(24)	13×2+8=(34)	21-7-8=(6)
6(×)3-4=14	12+8-8=(12)	16+3-7=(12)
12×2-18=(6)	9-4+15=(20)	14÷7×6=(12)
5(+)8-6=7	12+5(+)7=24	13-6+8=(15)
3×2×3=(18)	12+8+7=(27)	3×2+19=(25)
9(-)7+8=10	13×2-(8)=18	16+7-8=(15)

153페이지 해답 ▼

3(×)6=9+9	6+8=24-(10)	5(×)6=22+8
6(+)6=4+8	4+7=18-(7)	23-(10)=5+8
8(×)2=9+7	9+7=21-(5)	6(×)4=16+8
3(×)4=9+3	18-6=(19)-7	5×(5)=6+19
9(-)2=6+1	(22)+14=12×3	14+9=4+(19)
5(+)6=3+8	8+(17)=16+9	19+5=8×(3)
8+(16)=4×6	6(+)15=14+7	24÷2=9+(3)
(25)+7=8×4	(15)+8=6+17	3×12=(18)+18
8×3=(19)+5	9+(27)=3×12	16(-)2=21-7
6×5=(22)+8	3(×)9=18+9	26-(7)=12+7
8-5=9(÷)3	18(+)5=14+9	17+8=(19)+6
5+7=(10)+2	9(-)2=15-8	17-6=18(-)7
6×7=7+(35)	2+7=18(÷)2	11(+)11=6+16
6+7=(19)-6	19-8=6(+)5	25(÷)5=14-9
9+6=5×(3)	17-2=3(×)5	3(×)7=14+7
9+7=8×(2)	18-6=3(×)4	(24)÷4=14-8
(24)÷4=8-2	16-9=14(÷)2	24÷4=(18)÷3
18÷2=(27)÷3	(4)+8=36÷3	12÷2=(24)÷4
4×2=(32)÷4	(41)+7=12×4	21-8=(26)÷2
9-4=(30)÷6	3(×)7=15+6	18÷3=(30)÷5

24일(회)   월   일

158페이지 해답 ▼

4+6(+)5=15	15+8-9=(14)	2×15-13=(17)
3×6+2=(20)	19-4-7=(8)	17-8+12=(21)
8÷4+7=(9)	8+17+3=(28)	7+16-13=(10)
5+9+4=(18)	9+6-11=(4)	(17)-11+6=12
2(×)6+4=16	12(÷)3+7=11	9-5+12=(16)
6÷2+9=(12)	3(×)6-6=12	16-12+(9)=13
8(÷)2+7=11	9+8(-)13=4	17+9-14=(12)
3×2+8=(14)	9-4+13=(18)	18(÷)6+13=16
5+8-6=(7)	4+5+13=(22)	17-12+6=(11)
6(+)9-2=13	13+6-8=(11)	13×2-16=(10)
7+5+8=(20)	3×4+12=(24)	12+9-4=(17)
7+6+9=(22)	8+12(-)7=13	13(×)2-7=19
8+7+2=(17)	2×6+16=(28)	7+19-16=(10)
6+5(-)6=5	4×6-(16)=8	12+8-9=(11)
9÷3+8=(11)	11×3-9=(24)	16+7-14=(9)
3+8+(4)=15	9+12-7=(14)	14÷7+12=(14)
7+9-8=(8)	8+5+13=(26)	16-7(+)8=17
(7)+7-3=11	18-(8)+3=13	12×3-14=(22)
4(×)3+6=18	13+5-7=(11)	16+6-8=(14)
8(÷)2+6=10	12+3+7=(22)	18+8(-)16=10

159페이지 해답 ▼

2(×)7=5+9	3(×)4=18-6	6(+)3=18-9
3(×)3=6+3	4+17=(15)+6	11(-)4=5+2
8+(19)=9×3	19+7=(20)+6	9(×)4=18+18
5×(3)=8+7	16-6=(17)-7	(12)+9=6+15
8(-)1=4+3	19-(10)=5+4	8×4=26+(6)
3(+)8=4+7	16-(3)=6+7	19+7=4+(22)
4(×)4=9+7	6+(19)=9+16	6+8=21-(7)
(13)+4=9+8	8×(3)=7+17	32-4=9+(19)
8+7=(10)+5	(7)×3=9+12	6+(21)=9×3
6+9=(12)+3	18-(11)=13-6	(24)+12=12×3
9÷3=8-(5)	16-(5)=14-3	7+15=4+(18)
8÷2=(12)-8	(14)+8=13+9	6(×)3=29-11
6+7=5+(8)	18+6=(27)-3	18(+)5=7+16
6+2=(24)÷3	14+8=(16)+6	22(-)8=9+5
5+4=(36)÷4	17-9=(40)÷5	24(÷)12=15-13
8-2=(30)÷5	26÷2=(39)÷3	(4)×7=19+9
6÷(2)=9÷3	24÷12=(16)÷8	(54)÷6=5+4
3×8=(16)+8	6+2=(32)÷4	13-9=(28)÷7
4×6=(13)+11	(40)÷5=16-8	25÷5=(40)÷8
(28)÷7=8-4	(32)÷8=12÷3	18÷3=(36)÷6

25일(회)   월   일

166페이지 해답 ▼

9 - 4 + 3 = (8)	9-6(+)13=16	14+8-12=(10)
4÷2+9=(11	7+13+8=(28)	16+11-5=(22)
3×8-6=(18)	(18)-6+3=15	12(÷)6+16=18
3×4×2=(24)	9+17-(9)=17	15-6-4=(5)
3+6+(9)=18	3×3+12=(21)	6+15-16=(5)
3×2×3=(18)	12(÷)6+6=8	3×2+18=(24)
9+7+8=(24)	11×2-9=(13)	9+18-16=(11)
7+8(-)9=6	6+12-7=(11)	3(×)2+12=18
8+9+2=(19)	2×12-8=(16)	7+19-9=(17)
6+2-5=(3)	13×2-9=(17)	12+8-8=(12)
2×2(+)9=13	12(×)2-7=17	18+8-16=(10)
9+4-5=(8)	12÷3+8=(12)	6+14-17=(3)
7+8+4=(19)	9+14(-)8=15	12(÷)4+6=9
8+6-6=(8)	8+5-7=(6)	17+8-13=(12)
7-4+6=(9)	18(-)9+3=12	3×4+15=(27)
4×2(+)8=16	6+15+3=(24)	(16)-7+5=14
7+8-5=(10)	22÷2+3=(14)	8(+)17-14=11
9(-)6+3=6	24÷6+6=(10)	9+13-(15)=7
4+3+6=(13)	8+17+3=(28)	8+12-7=(13)
3(×)6-2=16	5+6+14=(25)	8+3+12=(23)

167페이지 해답 ▼

9+4=3+(10)	8+7=19(-)4	14(+)2=18-2
9(-)3=7-1	19+3=8+(14)	8+(13)=3×7
8(×)2=9+7	21-(9)=7+5	6(×)4=17+7
6+(15)=3×7	11×3=(24)+9	(2)×12=26-2
9(+)2=8+3	(28)+8=12×3	18+9=6+(21)
3(×)6=9+9	5+(31)=12×3	15+9=(17)+7
6(÷)3=8-6	6+(11)=4×2+9	3+14=23-(6)
(17)+7=4×6	7(×)3=29-8	4+14=9+(9)
9-6=9(÷)3	5(+)16=9+12	6+(9)=17-2
12÷3=(32)÷8	21(-)9=3+9	(20)+4=3×8
9-2=(42)÷6	21(÷)7=14-11	19-6=2+(11)
9+2=(33)÷3	(9)-4=14-9	21-(5)=18-2
4×3=(60)÷5	6+8=23-(9)	(14)+3=34÷2
6+6=6×(2)	18-7=7+(4)	29-(11)=2×9
5+9=2×(7)	8+14=(28)-6	(7)×3=3+18
9-3=8-(2)	12+8=(13)+7	(5)×7=27+8
(6)×3=9+9	5+(10)=21-6	18-12=(24)÷4
8+9=(15)+2	4+(17)=14+7	24÷3=(2)×4
9-4=8-(3)	4+(4)=24÷3	24÷3=13-(5)
(33)÷3=7+4	(48)÷12=12-8	24+4=(7)×4

26일(회)　월　　일

172페이지 해답 ▼

$3 \times 2 (\times) 3 = 18$	$12 + 6 - 7 = (11)$	$3 \times 3 + 12 = (21)$
$9 + 7 + 3 = (19)$	$3 (\times) 4 + 5 = 17$	$15 + 9 - (16) = 8$
$7 + 8 (-) 5 = 10$	$3 + 12 - 7 = (8)$	$13 \times 2 - 4 = (22)$
$8 (+) 9 + 2 = 19$	$2 \times 5 + 12 = (22)$	$9 - 7 + 12 = (14)$
$6 + 7 - 5 = (8)$	$3 \times 4 + 12 = (24)$	$18 - 12 + 7 = (13)$
$6 \times 3 - 4 = (14)$	$3 \times 7 (-) 13 = 8$	$17 + (9) - 12 = 14$
$9 + 8 - 7 = (10)$	$9 - 4 + 14 = (19)$	$14 (\div) 2 + 8 = 15$
$5 + 9 - 6 = (8)$	$7 (+) 8 - 11 = 4$	$15 - 12 + 8 = (11)$
$7 - 3 + 6 = (10)$	$8 - 6 + 13 = (15)$	$14 \times 2 - 14 = (14)$
$4 \times 3 + 6 = (18)$	$6 + 17 (-) 8 = 15$	$8 - 6 + 13 = (15)$
$8 \div 2 + 7 = (11)$	$7 - 6 + 13 = (14)$	$16 - 12 + 7 = (11)$
$6 + 8 - 5 = (9)$	$9 (\div) 3 + 15 = 18$	$12 \times 3 - 15 = (21)$
$7 + 8 - 8 = (7)$	$7 + 17 - 6 = (18)$	$15 + 3 - 8 = (10)$
$8 (\div) 2 + 7 = 11$	$8 + 12 - (7) = 13$	$18 + 3 - 12 = (9)$
$4 + 7 + (7) = 18$	$5 + 7 + 13 = (25)$	$3 (\times) 12 - 13 = 23$
$9 - 2 - 4 = (3)$	$7 + (9) - 11 = 5$	$11 - 8 + 15 = (18)$
$(6) \times 3 - 6 = 12$	$8 - 7 + 11 = (12)$	$9 (+) 18 - 15 = 12$
$7 + 4 + 2 = (13)$	$3 \times 7 - (12) = 9$	$16 - 12 + 7 = (11)$
$(9) + 3 - 5 = 7$	$4 \times 5 - 12 = (8)$	$6 + 16 (-) 13 = 9$
$3 \times 2 + 8 = (14)$	$8 + 7 - 4 = (11)$	$4 \times 5 - 12 = (8)$

173페이지 해답 ▼

$3 + (13) = 9 + 7$	$16 + 9 = (21) + 4$	$(8) + 13 = 3 \times 7$
$(13) + 7 = 4 \times 5$	$19 - 8 = 5 + (6)$	$6 + 13 = 31 - (12)$
$5 + (12) = 9 + 8$	$9 + 17 = (23) + 3$	$23 - 7 = 4 \times (4)$
$(17) - 6 = 3 + 8$	$(21) + 3 = 18 + 6$	$(22) - 4 = 13 + 5$
$(13) + 2 = 7 + 8$	$9 (+) 7 = 12 + 4$	$18 + 9 = (23) + 4$
$7 \times (2) = 9 + 5$	$16 \div 2 = 5 + (3)$	$27 - 2 = 18 + (7)$
$(6) \times 2 = 8 + 4$	$6 + (17) = 14 + 9$	$24 - 11 = 9 + (4)$
$(16) + 2 = 3 \times 6$	$19 (-) 7 = 5 + 7$	$12 + 24 = 9 \times (4)$
$9 + 6 = (22) - 7$	$(25) - 7 = 12 + 6$	$5 + (12) = 19 - 2$
$4 + 3 = (28) \div 4$	$26 - (11) = 8 + 7$	$(36) \div 4 = 27 \div 3$
$7 - 2 = (30) \div 6$	$5 (+) 9 = 18 - 4$	$4 \times 8 = 16 \times (2)$
$21 \div 3 = 12 - (5)$	$18 (-) 6 = 9 + 3$	$25 - (7) = 3 \times 6$
$4 \times 4 = (12) + 4$	$15 - 4 = (33) \div 3$	$(32) \div 8 = 21 - 17$
$6 \div (3) = 9 - 7$	$15 - 8 = (42) \div 6$	$8 \times 3 = 14 + (10)$
$5 + 8 = 3 + (10)$	$13 \times 2 = (20) + 6$	$(4) \times 8 = 24 + 8$
$4 + 2 = 9 - (3)$	$4 + 12 = 21 - (5)$	$(42) \div 7 = 18 - 12$
$(36) \div 6 = 8 - 2$	$(18) - 4 = 17 - 3$	$32 - 4 = 7 \times (4)$
$6 \times 6 = 3 + (33)$	$(36) \div 4 = 2 + 7$	$17 - (11) = 24 \div 4$
$2 + 7 = (18) - 9$	$(30) \div 6 = 14 - 9$	$6 \times 6 = (12) + 24$
$7 + (7) = 6 + 8$	$28 - (9) = 5 + 14$	$4 \times 3 = 26 - (14)$

27일(회)　월　　일

178페이지 해답 ▼

7+8+9=(24)	15+12-8=(19)	13(×)2-14=12
8+9+2=(19)	3×7-12=(9)	7(+)19-8=18
7-3+8=(12)	12-7+7=(12)	11×3-14=(19)
3×2+12=(18)	8(+)9-14=3	16-12(+)3=7
7+8-7=(8)	8+15-7=(16)	18+3-(12)=9
9-3+6=(12)	14-6+4=(12)	14+8-13=(9)
8(÷)2+7=11	8+13+6=(27)	(12)+13-7=18
7+8-6=(9)	18(-)6+5=17	13-7+16=(22)
8÷2+7=(11)	3×2+12=(18)	7(×)3-13=8
5+2+(5)=12	16(÷)2-4=4	13+13-9=(17)
2×7-4=(10)	18÷3+8=(14)	9+12+3=(24)
2×3+4=(10)	12×2-7=(17)	18-13+7=(12)
(6)+8-7=7	18÷2+7=(16)	8+17-12=(13)
3(×)2+9=15	7+9-12=(4)	18(÷)3+6=12
8+5+5=(18)	5(×)3-12=3	7+18-15=(10)
8×2(-)7=9	15-5+7=(17)	6×2+19=(31)
2+6+8=(16)	12×2-6=(18)	16+8-15=(9)
7×2+5=(19)	17+5(-)7=15	12×2-13=(11)
6÷3+7=(9)	19+8-7=(20)	17+8-12=(13)
6(+)8-3=11	9-4+15=(20)	12×4-18=(30)

179페이지 해답 ▼

4×(3)=6×2	21-(6)=7+8	19-4=(12)+3
4+(11)=7+8	24-6=(12)+6	14+(10)=15+9
9(+)9=9×2	17+4=(27)-6	27-(9)=12+6
9-(4)=2+3	6×4=12(×)2	7+(18)=21+4
(19)-6=7+6	5+(31)=12×3	4×8=16+(16)
(16)+8=3×8	7(+)9=11+5	12+15=9×(3)
(2)×8=7+9	23(-)8=7+8	24+12=12×(3)
7×(2)=9+5	7(×)4=19+9	12÷3=(36)÷9
9+2=7+(4)	16(÷)4=9-5	9+(7)=19-3
7+6=5(+)8	13-(9)=8-4	26-(7)=12+7
4+2=9(-)3	5+(17)=14+8	26-5=14+(7)
3+7=2(×)5	12-(5)=16-9	6(×)3=24-6
9-5=8(÷)2	8×3=2+(22)	16(+)2=12+6
7+9=3+(13)	21-2=(17)+2	23(-)11=7+5
4+9=(20)-7	21÷7=9-(6)	16(÷)4=13-9
4+9=7(+)6	13-9=(20)÷5	8(+)9=24-7
8÷2=(28)÷7	24÷8=9-(6)	24÷6+5=5+(4)
9+9=3×(6)	(24)÷4=15-9	17+8=5×(5)
4×3=(24)÷2	27÷3=3×(3)	23+9=8×(4)
(36)÷9=8÷2	(39)÷3=17-4	16+7=(19)+4

234

28일(회)　월　　일

184페이지 해답 ▼

8÷4+8=(10)	3×6+14=(32)	12+7+2=(21)
6(+)8-3=11	4×3+17=(29)	17+9-(15)=11
9+8(-)7=10	(12)-4+6=14	7+(13)-4=16
9+8-6=(11)	16+8-9=(15)	18-12+7=(13)
8-3+6=(11)	12-6+(7)=13	3(×)8-8=16
4(×)4+6=22	16(-)7+3=12	8-4+3=(7)
7+6-8=(5)	18÷2+7=(16)	8+13-12=(9)
9-6+3=(6)	6(×)4-14=10	16(÷)8+15=17
4+6-7=(3)	16-8+8=(16)	2×4+15=(23)
2×6+4=(16)	17-4-3=(10)	18-7+8=(19)
8÷4+6=(8)	8+12-7=(13)	8(+)17-16=9
7+9-8=(8)	9(÷)3+16=19	16-13+6=(9)
8(÷)4+9=11	4+18-6=(16)	6×4-13=(11
6÷2+7=(10)	7+13+3=(23)	14÷7+7=(9)
(7)×4-8=20	12-5+9=(16)	12+5+16=(33)
9-5+3=(7)	3×11-9=(24)	9+12(-)13=8
6+(6)+7=19	8+17(-)8=17	5×2+16=(26)
8+2-5=(5)	12+7-3=(16)	17+9-13=(13)
7+8+9=(24)	18÷2-3=(6)	3×8-11=(13)
2×6+(5)=17	12÷2(+)7=13	9-2+13=(20)

185페이지 해답 ▼

4+(2)=9-3	3×5=22-(7)	(20)+4=17+7
7+(13)=4×5	(16)+7=17+6	(6)×2=24÷2
8×(2)=9+7	17-5=(6)+6	23-(5)=3×6
(24)÷3=9-1	12+6=(21)-3	13+(12)=16+9
3(+)9=7+5	8+(13)=12+9	21-7=6+(8)
2(×)8=9+7	19-(7)=7+5	14+9=(30)-7
9(-)2=6+1	19+4=6+(17)	12×2=4(×)6
9(÷)3=8-5	18-(11)=14-7	18×2=9×(4)
9+3=4×(3)	6+(21)=9+18	16(-)7=17-8
7×3=(13)+8	(3)×9=18+9	(5)×4=12+8
9+4=(19)-6	8×(4)=26+6	7×3=14+(7)
5×5=(19)+6	15(-)6=17-8	3×(7)=29-8
9+8=5+(12)	18-7=2(+)9	(23)+2=9+16
7+7=7×(2)	25-4=3(×)7	(22)-13=18-9
5+7=6(×)2	14+9=(28)-5	12×(2)=16+8
6+7=(20)-7	24÷2=2×(6)	5×(5)=18+7
(28)÷7=7-3	9×(3)=29-2	16+9=5+(20)
8÷4=(16)÷8	4(×)6=12×2	28÷4=(21)÷3
9+6=(19)-4	6×(6)=12×3	17-11=(24)÷4
(18)+6=6×4	14(÷)2=11-4	14÷2=(28)÷4

29일(회)　월　　일

9+6-7=(8)	13×2-4=(22)	8-7+12=(13)
2×6(×)2=24	18÷(6)+8=11	9-3+15=(21)
(6)+8-5=9	11×2-8=(14)	16-(12)+7=11
6÷3+7=(9)	12×3-9=(27)	17+7-15=(9)
9+8+7=(24)	(13)+6-7=12	7×3-8=(13)
2+5-2=(5)	12+8+3=(23)	18-6+4=(16)
7+6-8=(5)	2+15+3=(20)	15+8-(12)=11
9-4(+)8=13	16(÷)4+6=10	18(÷)6+12=15
9+8(-)5=12	3×9-12=(15)	8+17-9=(16)
3(×)8-8=16	9+14-7=(16)	2×7+12=(26)
3+9+2=(14)	16-9+8=(15)	2(×)3+17=23
3×6-3=(15)	7(+)13-8=12	(16)+8-13=11
8÷2+7=(11)	8+9-12=(5)	15-11+12=(16)
(6)+9-7=8	16-5+5=(16)	15-12+9=(12)
9+4-6=(7)	12+6(-)9=9	14+7(-)12=9
8+5-2=(11)	13+7+5=(25)	8÷4+16=(18)
6+9-7=(8)	12(×)2-7=17	18÷3+15=(21)
9-4+8=(13)	7+13-9=(11)	13(+)8-6=15
8÷2+8=(12)	8+13-8=(13)	13+12+7=(32)
7×3-7=(14)	(18)-6+5=17	11+8-7=(12)

191페이지 해답 ▼

2×6=7(+)5	(19)+6=18+7	8(×)3=18+6
8(×)2=9+7	13+6=24-(5)	(11)+11=15+7
(24)-8=9+7	9+12=(27)-6	19(-)8=7+4
(23)+9=8×4	12+6=(6)×3	12(+)4=23-7
9(-)3=4+2	12(+)9=15+6	12-9=24(÷)8
9(+)3=7+5	21(-)2=16+3	7+19=8+(18)
(18)+9=3×9	16(÷)4=13-9	11×3=19+(14)
4+(7)=5+6	7(×)3=15+6	3×12=6(×)6
6+5=(16)-5	(5)+6=14-3	6+(11)=19-2
7×3=(17)+4	17-(11)=13-7	12×(2)=16+8
9+4=(19)-6	(22)-2=17+3	17-5=23-(11)
5+7=6×(2)	4+(20)=5+19	5(+)6=19-8
6÷2=9-(6)	15+8=(16)+7	(24)+12=6×6
5×5=8+(17)	3×12=(48)-12	25-(13)=19-7
7+5=8+(4)	14+3=(29)-12	(3)+4=15-8
8+9=7+(10)	32÷2=4×(4)	(35)÷7=20÷4
(36)÷2=3×6	8+3=(44)÷4	24÷2=(36)÷3
9-6=(15)÷5	18÷3=(30)÷5	(44)÷4=18-7
4+7=(33)÷3	(17)+11=7×4	18-4=(7)+7
(48)÷4=4×3	5×(5)=16+9	12+4=21-(5)

236

30일(회)   월   일

196페이지 해답 ▼

3+8+8=(19)	12-2+8=(18)	9-7(+)13=15
9-6+7=(10)	9÷3+13=(16)	16+8-(15)=9
9÷3+8=(11)	12+6-9=(9)	13+9-12=(10)
3+8+7=(18)	5×6-17=(13)	16÷2+6=(14)
7+8-3=(12)	15+7-5=(17)	13(+)12-8=17
6+(7)-2=11	18-8+(7)=17	14(×)3-16=26
6÷2+6=(9)	16÷4+3=(7)	12+18-6=(24)
3(×)6-9=9	(11)+6-8=9	13+8+8=(29)
2×5-3=(7)	16-7+2=(11)	7+18(-)14=11
7+2+7=(16)	16+9-8=(17)	2×13-13=(13)
9(-)4+8=13	18÷2(+)7=16	17+5-12=(10)
2(×)4+3=11	4+13+7=(24)	8(+)18-7=19
8-6+3=(5)	16(÷)2+5=13	13+7+(5)=25
9+(5)-3=11	5×3+8=(23)	9+13-7=(15)
8+8-5=(11)	12+7+6=(25)	18-12+6=(12)
6+9-8=(7)	18-7+3=(14)	8×3-11=(13)
(8)+6-4=10	18+5-6=(17)	8+16-13=(11)
8÷2+7=(11)	2(×)15-7=23	15+5-12=(8)
5+3+7=(15)	8+12-9=(11)	3×9-14=(13)
6+9+2=(17)	6+12(-)7=11	9-7+16=(18)

197페이지 해답 ▼

4(×)3=2×6	5×7=(31)+4	16+7=(11)+12
7(+)6=4+9	19-7=6(+)6	(26)-4=5+17
8+(19)=9×3	9×3=(15)+12	8(×)3=28-4
8(÷)2=8-4	14+8=(17)+5	24(÷)4=15-9
9(-)4=7-2	21-(4)=9+8	8+19=16(+)11
(23)-8=8+7	9(×)2=13+5	14+9=28(-)5
(10)+4=8+6	6+(17)=14+9	19-3=8×(2)
(22)-4=3×6	9+(12)=17+4	14+6=4×(5)
4×6=(20)+4	12(+)3=9+6	16+(10)=19+7
3+9=(15)-3	6(×)6=18×2	21-(7)=12+2
9+3=6(+)6	(30)÷6=14-9	17+5=(16)+6
2+7=4(+)5	(24)÷8=27÷9	18-(10)=16-8
6+3=3(×)3	13+8=(12)+9	(7)+12=3+16
7-4=8(-)5	24-5=(13)+6	(18)-13=14-9
9÷3=(24)÷8	21-4=(13)+4	(33)÷3=22÷2
9-6=(27)÷9	4+12=(23)-7	(14)+7=13+8
(32)÷4=2+6	19-8=5+(6)	25÷5=(35)÷7
6×3=(14)+4	(49)÷7=12-5	27-4=17+(6)
3+6=(18)-9	8×(3)=19+5	16-12=(32)÷8
(42)÷6=9-2	9×(4)=12×3	12÷3=(16)÷4